DE LA

# PHTHISIE PULMONAIRE

ET DES

## MALADIES TUBERCULEUSES.

CORBEIL. — Typogr. et stér. de CRÉTÉ.

# DE LA CAUSE IMMÉDIATE

ET

## DU TRAITEMENT SPÉCIFIQUE

DE LA

# PHTHISIE PULMONAIRE

ET DES

## MALADIES TUBERCULEUSES

PAR

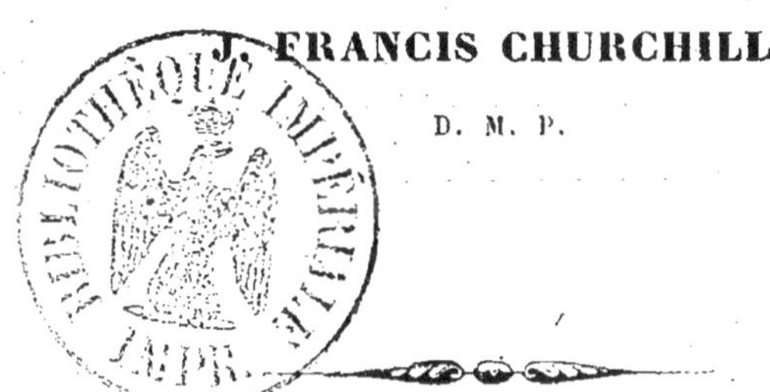

## J. FRANCIS CHURCHILL

D. M. P.

# PARIS

## LIBRAIRIE DE VICTOR MASSON

PLACE DE L'ÉCOLE-DE-MÉDECINE

M DCCC LVIII

L'auteur se réserve le droit de traduction.

# PRÉFACE.

————

Il s'agit du plus cruel ennemi du genre humain et de trouver les moyens de le combattre avec succès.

(Louis, *Sur la Phthisie.*)

En prenant pour base le chiffre généralement admis pour la population du globe, on peut estimer que de quatre-vingts à cent millions de ses habitants actuels succomberont par une mort prématurée à l'une des formes de cette maladie. Elle détruit près du sixième de la population de l'Angleterre.

(Ancell, *On Tuberculosis.*)

L'Angleterre paye un tribut annuel de près de soixante mille décès à la phthisie pulmonaire.

Les chiffres des tables de mortalité de Londres, donnent pour les maladies tuberculeuses dix-hui décès sur cent décès de toutes causes (plus d'un sixième).

La mortalité par phthisie est, à très-peu de chose près, la même à Paris qu'à Londres.

(Boudin, *Géographie médicale.*)

Les circonstances qui m'engagent à livrer aujourd'hui cet ouvrage à la publicité demandent, je le crois, quelques explications. L'Académie ayant renvoyé mon mémoire

à une commission, il eût été également con-
forme et à mon intérêt et à mes désirs d'attendre, suivant l'usage, le résultat de son
examen.

L'humanité et la science auraient eu tout
à gagner à ce que mes prétentions fussent, le
plus promptement possible, ou confirmées
ou condamnées par une autorité aussi impo-
sante. Malheureusement l'état actuel des
sciences, je devrais plutôt dire des croyances
médicales, les préventions singulières qui
règnent au sujet des questions thérapeutiques, l'objet même de mon travail, et, peut-
être, le procédé que j'ai suivi pour résoudre
le problème que je m'étais posé : toutes ces
causes font que j'attendrais en vain de l'Académie une décision officielle. Convaincu de
ce fait par des informations certaines, je
me suis décidé à publier mon Mémoire afin
de mettre chacun à même de le juger et d'employer mon traitement dans les conditions
nécessaires à sa réussite. Un grand nombre

de praticiens, tant en France qu'en Angleterre, ont déjà commencé à l'essayer, et plusieurs m'ont écrit pour obtenir des renseignements. La nature même des éclaircis-
sements qu'on me demande m'a convaincu
qu'il était urgent d'exposer mon traitement
dans tous ses détails. Lorsque les résultats
de ces essais seront connus, je pense que l'A-
cadémie, elle-même, ne se refusera pas
d'examiner des faits constatés par un grand
nombre d'observateurs. Sauf quelques cor-
rections de rédaction, je reproduis mon mémoire tel qu'il lui a été présenté. Je l'ai fait
suivre des observations sur lesquelles il est
fondé; elles comprennent tous les cas soumis
à mon traitement, quelqu'en ait été le résultat, car c'est là, je crois, la seule manière de
juger de la valeur d'un remède; j'en ai ré-
servé un seul chez lequel la médication se
continue encore.

Dans un chapitre intitulé *Additions*, je ré-
ponds à des objections déjà faites ou à faire,

et je m'appesantis sur quelques points que je n'avais fait qu'effleurer dans le Mémoire.

Dans un aperçu historique, j'ai indiqué les progrès qu'avaient déjà faits dans la voie que j'ai parcourue différents observateurs, les uns bien antérieurement à moi, d'autres, à peu près, à la même époque. J'ai cherché, autant que le permet la faiblesse humaine, à faire avec justice la part de chacun ; je ne sais si je dois me flatter d'y avoir réussi. Enfin, sous le titre de *Conclusions*, j'indique certaines conséquences de ma théorie de la tuberculose dont je n'ai pu achever la vérification, mais dont j'espère plus tard poursuivre l'étude, surtout sous le rapport chimique. Ce livre n'est, en effet, que l'ébauche de l'œuvre que j'avais projetée; la santé, et les circonstances plus encore, m'ont manqué pour la poursuivre plus loin.

Les causes qui ont surtout mis obstacle à mes efforts sont, je le crois, d'un intérêt assez général pour que je les relate ici. Ayant

obtenu à la Havane les résultats qui se trouvent exposés ci-après dans les premières
observations de chaque série, je résolus de
revenir en Europe afin de poursuivre ces recherches et d'établir ma découverte sur des
faits cliniques incontestables, en dehors des
influences spéciales de climat, etc. Arrivé
en mai 1856, je déposai le 3 juin un paquet
cacheté à l'Académie contenant l'exposé de
mon traitement et celui des considérations
par lesquelles j'y avais été amené : c'est ce
qui constitue à peu près les dix premières
pages du mémoire suivant. Si je ne publiai
pas aussitôt cette note, c'est qu'en pareille
matière, et après les nombreux échecs éprou-
vés par d'autres observateurs, il m'était per-
mis, il était de mon devoir de me méfier de
moi-même. J'avais des convictions, mais je
n'avais pas encore de certitude scientifique.
En cherchant, en effet, à apprécier autant que
possible les résultats que j'avais déjà obtenus
du même point de vue qu'ils devaient l'être

par une personne indifférente, je ne pouvais me dissimuler qu'ils étaient insuffisants, lorsqu'il s'agissait de la phthisie, non-seulement pour entraîner l'assentiment, mais même pour attirer l'attention générale des praticiens à une époque où le scepticisme en thérapeutique est, sans contredit, le sentiment dominant.

D'un autre côté aussi, je l'avouerai sans détour, j'avais l'ambition, que je crois naturelle et légitime, d'achever moi-même ce que j'avais moi-même commencé. Le médecin, aussitôt qu'il est arrivé à une conclusion pratique certaine, la doit à la publicité, parce qu'elle intéresse la santé et la vie des hommes; mais, par cela même que l'existence de ses semblables peut en dépendre, il ne doit rien avancer à la légère. Ce n'est que lorsqu'il est bien affermi dans sa propre conviction qu'il doit chercher à entraîner celle des autres. Une conduite contraire ne sert qu'à faire rejaillir sur la science le discrédit dû aux imprudences de ses interprètes.

Dans ces idées je m'adressai à différents professeurs de la Faculté et à plusieurs médecins des hôpitaux, leur demandant à soigner des malades dans leur service et m'engageant aux trois conditions suivantes :

La première, que j'établirais à leur satisfaction l'innocuité du traitement;

La seconde, que je demanderais l'ouverture de la note déposée à l'Académie aussitôt que le chef du service penserait que les résultats obtenus étaient suffisants pour faire supposer à mon traitement une valeur réelle;

La troisième, c'est que je m'abstiendrais pendant la durée de ces essais de tout exercice de la médecine autrement qu'à titre gratuit.

Je m'étais imposé cette condition, et je ne m'en suis jamais écarté, du jour où je commençai mes essais dans les hôpitaux, jusqu'à celui où j'ai fait connaître le moyen curatif que j'emploie. Mes remèdes aussi ont toujours été fournis sans rétribution aucune. C'est là ma réponse aux insinuations de quelques journaux anglais.

Après m'être adressé en vain à plusieurs de mes confrères et de mes anciens maîtres, M. Charles Bernard, avec un courage moral qui lui fait honneur, consentit à me confier quelques malades dans ses salles à l'hôpital de la Charité. Ces cas se trouvent relatés ci-après. Quoique les résultats, par suite de l'état avancé de la maladie chez la plupart des patients, fussent loin d'être aussi favorables que je l'eusse désiré, ils parurent cependant assez remarquables à M. Bernard pour mériter qu'on poursuivît les recherches, et il fut convenu que je choisirais, au bureau central, un certain nombre de malades parmi ceux qui me paraîtraient susceptibles de guérison. C'est en effet ce que je fis, mais à ce moment un ordre de l'administration enjoignit à M. Bernard de cesser l'emploi de mon traitement. M. le docteur Briquet voulut bien alors, à son tour, se fier à ma loyauté et me confier une malade ; c'est le cas relaté dans la 28<sup>e</sup> observation. Le résultat du traitement fut malheureux pour les raisons que j'ai mentionnées dans l'observation. Six mois s'étaient écoulés de la sorte, et le nombre des cas que j'avais pu traiter dans les hôpitaux, pendant ce temps, ne s'élevait en tout qu'à neuf, dont cinq dans un état tellement grave, qu'il y avait eu de ma part une vraie témérité à les entreprendre. M. le professeur Bouillaud avait aussi eu la bonté d'accueillir ma demande ; mais une circonstance particulière m'empêcha de profiter de la confiance qu'il voulait bien me témoigner.

Cette expérience prolongée m'avait d'ailleurs fait voir que les hôpitaux de Paris, étant pour la plupart destinés au traitement des maladies aiguës, et les poitrinaires n'y étant guère admis qu'à une période fort avancée de leur maladie, il m'aurait été difficile, sinon impossible, d'obtenir plus d'un ou deux malades guérissables dans un même service, ce qui aurait prolongé indéfiniment la durée de ces recherches. Je résolus en conséquence de me rendre à Londres avec l'espoir d'y obtenir, dans les hôpitaux spéciaux consacrés au traitement de la phthisie, un nombre de cas assez considérable et dans un état assez peu avancé pour arriver à une solution. Je partis en effet pour cette ville, mais une longue maladie, due au changement de climat, et de graves préoccupations domestiques m'empêchèrent de donner suite à mon projet jusqu'au mois de mai. A cette époque j'adressai une demande à l'administration de l'hôpital des phthisiques de Brompton; elle fut rejetée. Des lettres que j'envoyai à un ou deux journaux de médecine de Londres, pour expliquer le but que je me proposais, et les raisons très-avouables qui me faisaient agir, ne servirent qu'à m'attirer des attaques aussi injustes que malveillantes. Une tentative personnelle auprès d'un éditeur, dans le dessein de lui donner quelques explications verbales, fut accueillie d'une façon si singulière, et diverses autres circonstances qui se présentèrent dans mes relations avec quelques confrères furent si peu encourageantes, que je résolus de quitter ce pays. Ceci me paraissait en effet d'autant moins mérité que, pendant le temps de mon séjour à Londres, je ne vis ni n'essayai de voir un seul malade ; l'unique chose que j'aie faite qui puisse expliquer cette conduite de la presse médicale anglaise, à mon égard, c'est d'avoir dit à deux ou trois confrères que je songeais à établir, à mes seuls frais, un dispensaire gratuit pour le traitement de la phthisie. Je conçois, en effet, que pour certaines gens ce projet ait pu paraître incroyable, ou que même en le supposant vrai, on ait vu là un pernicieux exemple.

Convaincu du reste, par une plus longue méditation sur l'ensemble des faits et sur l'historique de la question, que l'idée que

renferme ce livre était vraie, et croyant avoir
fait tout ce qui était en mon pouvoir, puisque
je n'avais reculé devant aucun sacrifice ni
aucun inconvénient personnel, pour mener
à bout la tâche que j'avais commencée, je
résolus de livrer à la discussion mon travail
encore à l'état d'ébauche, et, au mois de
juillet, je revins à Paris, où je présentai à
l'Académie le Mémoire que je publie aujour-
d'hui.

S'il paraissait à quelques-uns que j'aurais
dû attendre d'avoir recueilli un plus grand
nombre de cas, avant d'affirmer, aussi hardi-
ment que je le fais, la vérité de ce que j'a-
vance, je leur répondrais que ce n'est pas le
nombre des preuves, mais leur concordance
qui en fait la force ; je leur rappellerais que
Jenner proclama la découverte de la vaccine
en se fondant sur vingt-trois cas, enfin je leur
ferais observer qu'en médecine toute idée
nouvelle n'est définitivement admise que
lorsque les bases sur lesquelles elle s'appuie

ont été vérifiées par l'expérience de plusieurs observateurs indépendants, l'inventeur lui-même ne pouvant avoir d'autre prétention que celle d'indiquer les faits sur lesquels il a fondé ses conclusions, et les conditions de vérification dans lesquelles il faut se placer pour que chacun, à son tour, puisse constater les phénomènes qu'il annonce.

Sans doute j'eusse préféré ne me présenter que les mains pleines de preuves, afin de commander immédiatement l'attention générale; j'ai dit ce qui m'a empêché de le faire. Si donc il en résulte quelque retard pour la diffusion de la vérité, quelque dommage pour la réputation de notre art, quelque prolongement pour les souffrances de nos semblables, que la faute en retombe sur ceux à qui elle appartient. Je n'ai que trop senti la responsabilité qui pesait sur moi : si quelques-uns de ceux avec lesquels j'ai été en rapport eussent éprouvé ce sentiment au même degré, il y a longtemps que la question eût été jugée.

Aujourd'hui, d'ailleurs, tous les cas que j'ai observés depuis la présentation du Mémoire, et dont vingt sont actuellement en traitement, soit dans ma propre pratique, soit dans celle d'autrui, offrent des résultats tellement constants et tellement d'accord avec les prévisions de la théorie, que je n'hésite plus à proclamer comme une vérité que le remède spécifique de la diathèse tuberculeuse est trouvé.

Je m'empresse d'ajouter que dans tous mes rapports avec mes confrères français je n'ai eu qu'à me louer de leur accueil. J'ai souvent trouvé chez eux à l'encontre de mes idées un scepticisme naturel et, jusqu'à un certain point, légitime, chez plusieurs j'ai rencontré de vives sympathies, et chez tous cette courtoisie de gens qui savent se respecter. Les organes de la presse médicale françaiseont, je crois, tous reproduit les conclusions de mon travail; plusieurs l'ont signalé avec bienveillance à l'attention de leurs lecteurs.

Je regrette d'avoir à dire qu'en Angleterre il n'en a pas été de même. Le temps, ce grand redresseur de tous les torts, montrera ce que la moralité et la dignité de l'art ont pu gagner à une telle conduite. J'attends avec confiance son arrêt.

J'ai cru devoir entrer dans ces détails personnels parce qu'ils se rapportent à une question grave et qui intéresse au plus haut point les progrès futurs de la médecine : c'est celle de donner à tout travailleur consciencieux le moyen de réaliser ses idées en thérapeutique comme dans toute autre branche des connaissances humaines, sauf les seules restrictions que demandent l'humanité et les conditions d'une observation sérieuse. La recherche de la vérité en médecine est par elle-même si difficile qu'il faudrait, autant que possible, éviter de l'entraver par des obstacles étrangers à son domaine.

Paris, septembre 1857.

# ERRATA.

Page 7, ligne 21, *au lieu de* celui dont je devais, etc., *lisez* celle dont je devais, etc.

Page 8, ligne 6, *au lieu de* ceux de potasse et de soude, *lisez* ceux de potasse, de soude et d'ammoniaque.

Page 10, ligne 20, *au lieu de* pendant la toux, *lisez* après la toux.

Page 81, ligne 4, *au lieu de* fosse sous-épineuse, *lisez* fosse sus-épineuse.

Page 88, ligne 4, *au lieu de* 30 grains ($1^{gr}$,50) en deux doses, *lisez* deux doses de 30 grains ($1^{gr}$,50) chacune.

CORBEIL. — Typogr. et stér. de CRÉTÉ.

# SUR LA CAUSE IMMÉDIATE

## ET LE TRAITEMENT SPÉCIFIQUE

# DE LA TUBERCULOSE

---

**MÉMOIRE PRÉSENTÉ A L'ACADÉMIE IMPÉRIALE DE MÉDECINE**

**le 21 juillet 1857.**

---

*A Messieurs les Membres de l'Académie Impériale*
*de Médecine.*

MESSIEURS,

J'ai l'honneur de soumettre à l'appréciation de l'Académie les résultats auxquels je suis arrivé, sur la cause immédiate et le traitement spécifique de la diathèse tuberculeuse.

Déjà, au mois de juin de l'année dernière, l'Académie avait bien voulu accepter le dépôt d'un paquet cacheté, contenant mes idées sur ce sujet. Je désirais à cette époque réunir un plus grand nombre de faits à l'appui de ma découverte, afin de ne rien avancer à la légère dans une matière aussi grave.

Malheureusement, l'état de ma santé m'a forcé à interrompre mes travaux, et les résultats que je viens exposer devant vous, sont loin d'être aussi nombreux que je l'eusse désiré. J'espère toutefois que, tels qu'ils sont, ils ne vous paraîtront pas indignes de votre attention.

L'idée première, qui m'a dirigé dans mes recherches, et qui, je le crois, fournira enfin la clef de cet état morbide, mystérieux, appelé la tuberculose, remonte au mois de février de l'année 1855, pendant que j'exerçais à la Havane.

Occupé, depuis le commencement de ma carrière médicale, de recherches sur le traitement de la phthisie, je pensai à cette époque que la diathèse tuberculeuse ne pouvait dépendre que de la perturbation de quelqu'une des fonctions primordiales de l'économie ; que, vu la solidarité qui existe entre toutes les parties de l'organisme, cette perturbation devait avoir pour point de départ ou pour condition essentielle une modification de l'hématose. Les travaux des pathologistes, et surtout ceux de MM. Andral et Gavarret, confirmés depuis par d'autres observateurs, indiquaient que les variations de composition de ce fluide n'avaient, dans la phthisie, aucun caractère particulier et distinctif, quant à ses éléments organiques ; j'ai donc été amené à penser que c'était dans les éléments inorganiques que se trouverait la condition spéciale de la diathèse.

Ici les travaux des chimistes étant incomplets ou contradictoires, j'ai cru que c'était le cas de faire intervenir l'expérimentation thérapeutique pour résoudre la question, et j'imaginai d'examiner l'influence qu'exercerait sur la marche de la phthisie le changement de proportion des éléments inorganiques du sang.

Comme les phénomènes de cette maladie rapprochés de ceux de quelques autres dyscrasies, et surtout de la chlorose, me paraissaient devoir être attribués plutôt à la perte ou à la diminution, qu'à l'augmentation de quelque élément essentiel, je voulus commencer mes expériences en cherchant à en augmenter la quantité. Restait à déterminer l'élément que je devais choisir.

La science possédait déjà de nombreux faits constatant l'influence sur l'économie de la plupart de ces principes : ainsi le fer, le soufre, soit à l'état de sulfure, soit à l'état de sulfate, les chlorures, les alcalins sont d'un emploi journalier ; tous, ou presque tous avaient été essayés dans le traitement de la tuberculose, et, quoique chacun d'entre eux ait été préconisé tour à tour, aucun n'avait présenté des effets assez marquants, ni surtout assez constants pour qu'on pût lui attribuer une influence réelle sur la maladie. J'éliminai donc ces éléments de mon calcul, sauf à y revenir plus tard s'il le fallait, et je me décidai à commencer mon essai par le phosphore.

Nous savons en effet, Messieurs, que cet élément est un des principes constants de l'économie, mais à cela se borne notre science : la chimie n'a pu encore établir à quel état il se trouve dans le sang. Y est-il comme acide phosphorique, ou y entre-t-il comme phosphore combiné moléculairement avec les matières organiques? A cette époque, j'ignorais les travaux du docteur Rees, publiés en 1848, dans le *Philosophical Magazine*, et le rôle qu'il avait assigné à cet élément dans la fonction des globules, mais en dehors de ce travail, qui, je le répète, m'était alors inconnu, je trouvai ici encore le terrain déblayé, jusqu'à un certain point, devant moi par des essais thérapeutiques antérieurs.

Les phosphates, et surtout le phosphate de chaux, avaient été employés dans le rachitisme. Je savais aussi que le docteur Beneke l'avait proposé en 1849 en Allemagne, comme remède spécifique de la tuberculose, et que d'autres expérimentateurs, parmi lesquels, je crois, est M. le professeur Piorry, s'en étaient aussi servis. En examinant les faits, je crus toutefois que ce médicament n'avait pas non plus cette action immédiate sur la maladie que je supposais devoir appartenir à l'élément qui en serait le point de départ. Venait donc maintenant le phosphore en nature, et, en songeant aux effets physiologiques de cette substance, rapportés dans la *Bibliothèque de Thérapeutique* de Bayle, il me

sembla que les phénomènes remarquables de stimu-
lation qu'on lui accordait, que son action sur divers
états morbides de l'économie, pouvaient le rendre
utile pour combattre la phthisie. Mais, d'un autre
côté, MM. Barthez et Rilliet, dans leur ouvrage sur
les maladies des enfants, après avoir cité deux cas
de guérison de méningite tuberculeuse, obtenus par
Coindet dès l'année 1802, au moyen du phosphore,
assurent l'avoir employé à leur tour sans obtenir
« aucun résultat même momentané. » Dans ce cas
encore, je me trouvais donc arrêté par des résultats
négatifs et contradictoires. En y réfléchissant toutefois, il me sembla qu'on pouvait concilier ces résultats opposés.

En effet, une fois que j'avais admis que le principe
phosphoré du sang ou de l'organisme s'y trouvait
à un autre état que celui d'acide phosphorique, il
s'ensuivait qu'il devait y jouer le double rôle d'un
corps éminemment combustible, et susceptible en
même temps d'entrer en combinaison moléculaire
avec les autres éléments de l'organisme, de façon à
en devenir partie intégrante. Or, ni l'acide phosphorique ni le phosphore ne remplissent cette
double condition. Le premier est déjà à son maximum d'oxydation ; le second, mis en contact, soit
avec les liquides de l'estomac, soit avec les tissus,
doit, avant d'être absorbé et de devenir assimilable
par l'économie, se transformer soit en acide phos-

phorique, soit tout au moins en acide hypophosphorique ou phosphatique, le degré d'oxydation
immédiatement inférieur à l'acide phosphorique.
Dans le premier cas, on obtenait les mêmes effets
qu'en employant l'acide phosphorique même, plus
l'inconvénient grave de l'action locale du phosphore; dans le second, en supposant que le phosphore, avant d'être absorbé, se transformât seulement en acide hypophosphorique, celui-ci devait au
contact des principes alcalins du sang se dédoubler en
deux atomes d'acide phosphorique et un atome d'a-
cide phosphoreux. ($Ph^3\ O^{13} = 2Ph\ O^5 + Ph\ O^3$.) Ce
dernier remplirait les deux conditions que j'ai énon-
cées plus haut, mais avec le désavantage de ne re-
présenter, dans les conditions les plus favorables,
qu'un tiers du phosphore ingéré dans l'estomac, les
deux tiers transformés en acide phosphorique étant
perdus pour l'action spéciale. De plus, l'action sur
l'économie des préparations de phosphore dépendant, d'après cette manière de voir, de la quantité
de substance qui s'y trouverait à l'état oxydable au
moment où elles seraient absorbées, leur efficacité
devait varier suivant une foule de circonstances im-
possibles à prévoir, telles que le véhicule dans lequel le remède serait dissous, l'ancienneté de la
préparation, la nature des substances qu'elle ren-
contrerait dans le tube digestif, l'activité d'absorp-
tion de celui-ci, etc.

Ces considérations expliquaient à mes yeux pourquoi les préparations de phosphore étaient si infidèles, et comment d'un côté Coindet avait pu obtenir certains résultats en les employant à fortes doses, tandis que d'un autre MM. Barthez et Rilliet, avec des doses plus faibles, n'étaient arrivés qu'à des effets négatifs.

Pensant donc avoir ainsi trouvé la raison de ces contradictions, je crus pouvoir, en bonne logiqne, établir la double hypothèse suivante, « que la diathèse tuberculeuse dépendait d'une diminution dans l'économie de l'élément phosphoré, et que cet élément, ayant à jouer le rôle d'un corps combustible, devait s'y trouver à un degré d'oxydation inférieur à celui de l'acide phosphorique. »

Arrivé à ce point de mon induction, il ne me restait plus qu'à la vérifier par les faits et à choisir entre les trois combinaisons inférieures du phosphore avec l'oxygène, savoir, l'oxyde de phosphore, l'acide hypophosphoreux et l'acide phosphoreux, celui dont je devais me servir. Je me décidai d'après les raisons suivantes :

L'oxyde de phosphore à l'état rouge est insoluble et très-inflammable. La variété jaune, quoique soluble elle-même, forme avec les bases des combinaisons qui le sont à peine et qui sont peu stables. Elle se trouvait d'ailleurs d'une préparation difficile pour moi dans les circonstances où j'étais placé.

Je présumai que l'acide phosphoreux devait avoir une action beaucoup moins énergique que l'acide hypophosphoreux, étant moins combustible, puisqu'il renferme trois équivalents d'oxygène contre un seul contenu dans l'acide hypophosphoreux. Ses seuls sels solubles sont ceux de potasse et de soude, tandis que les hypophosphites sont tous solubles dans l'eau. Je choisis donc l'acide hypophosphoreux, et je résolus de l'employer combiné avec une base. L'emploi de l'acide isolé me paraissait n'offrir aucun avantage particulier, puisque dès qu'il serait absorbé il se combinerait dans le sang avec les bases des carbonates alcalins, et le remède eût été d'ailleurs plus difficile à doser, puisqu'il aurait fallu chaque fois déterminer le degré de concentration de l'acide. Je choisis de préférence, pour commencer, l'hypophosphite de chaux, à cause du rôle particulier dans l'économie qu'on a attribué à cette base. Je ne savais nullement, d'ailleurs, quels pouvaient être les effets de ce sel. Le seul fait que je trouvais consigné dans les livres à ma disposition, c'est que, selon les toxicologistes, et je crois entre autres Orfila et M. Devergie, l'effet toxique du phosphore doit être attribué à sa transformation en acides hypophosphoreux et phosphoreux. Je dus donc procéder avec toute la prudence possible, et je résolus de l'essayer d'abord sur moi-même. Je commençai, en effet, par un demi-grain d'hypophosphite de chaux, et j'arrivai peu à peu à en prendre six grains en une seule dose, sans en éprouver d'inconvénient.

Convaincu ainsi de l'innocuité physiologique du remède pris à cette dose, je l'essayai pour la première fois, le 13 mars 1855, chez une jeune femme de dix-neuf ans, atteinte de tuberculisation aiguë à la suite de couches. Les deux poumons étaient complétement infiltrés de tubercules en voie de ramollissement; il y avait un ballonnement énorme du ventre, douleur aiguë à la pression, fièvre intense, prostration extrême, enfin tous les symptômes d'une péritonite marchant rapidement vers une terminaison funeste. Le premier jour, la malade prit un grain d'hypophosphite de chaux; dès le troisième jour, la dose fut portée à six grains; le quatrième jour, elle put se lever et demanda à manger. Le changement fut tellement rapide, l'amélioration de tous les symptômes généraux, sueurs, fièvre, faiblesse, tellement surprenante, le facies surtout s'était tellement modifié, que j'en restai moi-même comme étourdi. Ce mieux se soutint et alla en augmentant jusqu'au huitième jour, lorsque la malade succomba tout à coup avec les symptômes d'une perforation intestinale.

Le second cas que je traitai fut celui d'une jeune personne de seize ans, également de la Havane, et que j'avais déjà soignée, un an auparavant, pour

une phthisie tout à fait au début, dont les symptômes avaient cédé à un traitemnnt par l'atropine en
inspirations, aidé d'un régime fortifiant et du séjour à
la campagne. Reprise de la même affection au mois
de février 1855, j'avais vu la maladie résister aux
moyens précédemment employés, ainsi qu'à l'huile
de foie de morue et aux vomitifs ; les symptômes
s'aggravèrent rapidement, et dans les premiers jours
du mois d'avril elle présentait l'état suivant : fièvre
et frissons le soir, amaigrissement considérable,
perte complète des forces et de l'appétit, sueurs
abondantes du cou et de la poitrine pendant la nuit,
toux très-fatigante et presque continuelle, expectoration légèrement muqueuse et contenant quelques
stries de sang, règles beaucoup moins abondantes.
A la percussion, je trouvai une diminution évi-
dente de sonorité dans tout le tiers supérieur du
côté droit, sensible surtout en avant, des craquements humides nombreux, dans la même étendue,
s'entendant également pendant la toux. Dans le
reste du poumon, du même côté, la respiration était
notablement exagérée. Le poumon gauche paraissait être sain ; la voix ne présentait rien de particulier.

Ces signes me parurent suffisants pour justifier
le diagnostic de tubercules en voie de ramollissement aigu, et je mis immédiatement la malade au
traitement de l'hypophosphite de chaux, en com-

mençant par quatre grains par jour, portés bientôt
jusqu'à dix. Sous l'influence de ce traitement, tous
les symptômes s'amendèrent rapidement. Je le
continuai avec les interruptions que j'indiquerai
plus loin jusqu'à la fin du mois de mai, et à la fin
du mois de juin je constatai qu'il ne se trouvait
chez la malade aucune trace, soit des symptômes
généraux, soit des signes physiques que j'avais trou-
vés au commencement du mois d'avril.

Afin de ne pas abuser de la bienveillance de
l'Académie, je réserverai pour le moment les détails
des autres observations que je tiens à sa disposition,
et je me permettrai de lui présenter seulement le
résultat général déduit de l'ensemble de mes observations.

Le total des cas traités par moi se monte à trente-
cinq; sur ce nombre, neuf ont été complétement
guéris, onze ont éprouvé une grande amélioration,
et quatorze ont succombé; un est encore en traitement.

Des neuf cas de la première catégorie, huit
étaient au deuxième degré, c'est-à-dire présentaient des turbercules déjà en voie de ramollissement; le neuvième offrait une excavation considérable, occupant le tiers supérieur du poumon
gauche. Trois cas étaient à marche aiguë; l'un
d'eux, chez un enfant de sept ans, présentait aussi
des symptômes tranchés du côté de l'encéphale; un

seul cas était peut-être douteux, les signes physiques se trouvant bornés à la base du poumon. Chez les malades au deuxième degré, tous les symptômes, tant rationnels que physiques, ont disparu entièrement, et le poumon m'a paru être revenu complétement à son état normal.

Dans le neuvième cas, celui du malade avec caverne, j'ai vu disparaître tous les symptômes généraux ; les signes physiques se sont aussi modifiés avantageusement, mais il est resté un souffle caverneux très-notable, sans râle ni craquements, sans aucune toux, une expectoration à peine sensible et complétement transparente. Un an après avoir cessé le traitement, il m'a écrit pour me dire que sa santé s'était maintenue sans altération, et qu'il s'était senti assez fort pour se charger d'un surcroît d'occupations. J'ai pu également avoir des nouvelles de deux autres malades : leur guérison s'est maintenue. J'ignore ce que sont devenus les autres.

Des onze cas que je note comme ayant été seulement améliorés, quatre étaient au troisième degré et présentaient des excavations considérables ; chez l'un d'eux elles occupaient les deux poumons. En vue des effets obtenus chez l'ensemble des malades et de l'amélioration soutenue qui s'est montrée chez deux de ces quatre caverneux, j'ai tout lieu de croire qu'à moins de quelque affection intercurrente ils se seraient définitivement guéris si le traitement n'eût pas été interrompu. Les sept autres ont tous présenté une amélioration notable, qui s'est maintenue sans interruption pendant toute la durée du traitement. Un seul, chez lequel il y avait des complications intestinales, fait exception. Chez une malade avec une excavation occupant une grande étendue de l'un des poumons, la diarrhée qui existait a disparu, et le mieux continuait lorsque j'ai cessé la médication. Je passe enfin aux quatorze cas terminés par la mort. Avant de commencer le traitement, il a été constaté que sur ce nombre six avaient des excavations ou très-vastes ou multiples, chez trois dans les deux poumons à la fois. Une autre était, en outre, atteinte de péritonite. Huit avaient la diarrhée, et probablement des ulcérations intestinales ; chez deux le dépôt tuberculeux occupait plus de la moitié de chaque poumon ; chez trois il s'étendait dans toute la hauteur d'un seul poumon ; chez une les deux sommets étaient atteints, et enfin chez une seule les tubercules étaient bornés au sommet d'un poumon, mais il y avait en outre une affection laryngienne avancée. Sept de ces malades étaient dans un tel état que la mort est arrivée avant un mois, à compter du commencement du traitement. Chez quatre autres il n'a pas dépassé deux mois et demi, et chez trois seulement il a été de plus de trois mois.

Cette simple énonciation suffit pour indiquer que

presque tous ces cas étaient dans une position telle qu'ils ne pouvaient servir qu'à compromettre et le traitement et son inventeur, mais j'ai cru devoir, dans une pareille matière, me dépouiller de tout sentiment personnel, et d'ailleurs je tenais à constater la différence entre les résultats obtenus sous le climat de l'Europe et ceux que j'avais observés sous les tropiques, où certainement plusieurs de ces cas auraient présenté une amélioration plus constante et se seraient de beaucoup prolongés.

J'arrive aux doses et aux effets physiologiques et thérapeutiques des nouveaux remèdes.

J'ai employé les hypophosphites de chaux, de soude, de potasse et d'ammoniaque.

Les deux derniers ont été l'objet de quelques essais seulement, et il m'a semblé que leur action différait de celle des sels de chaux et de soude. Ceux-ci m'ont paru à peu près également efficaces. Je les ai employés, soit alternativement chez le même malade, soit l'un à l'exclusion de l'autre, sans noter de différences sensibles dans les résultats. Un des cas de phthisie aiguë qui a guéri, a été traité presque exclusivement par l'hypophosphite de soude. La dose que j'ai trouvée la plus convenable est d'un gramme par jour en une seule fois. Je commence en général par 50 centigrammes, et j'augmente, chaque jour, de 10 ou 20 centigrammes. Dans quelques cas, j'ai donné jusqu'à 1$^{\text{gram}}$,50 répétés deux fois par jour. Tous les dix ou quinze jours je suspends le traitement pendant un jour ou deux, pour le reprendre ensuite. A deux enfants au-dessous de sept ans, j'ai donné ces deux sels à la dose de 5 à 10 centigrammes par jour.

Les effets physiologiques, constatés tant sur moi-même que sur les malades, sont de deux ordres.

Une augmentation notable, se manifestant quelquefois dès le premier jour, de la puissance d'innervation avec un sentiment inaccoutumé de bien-être et de force. En même temps les troubles nerveux, s'il y en a, disparaissent, ainsi que les dérangements fonctionnels, tels que pesanteurs, etc., du côté du tube digestif. L'appétit augmente souvent d'une façon extraordinaire. Les évacuations intestinales se régularisent et deviennent plus abondantes. Les sueurs, si elles existent, cessent ; le sommeil devient calme et profond. Les effets produits sur la nutrition sont également tranchés : le facies change complétement de caractère dans l'espace de quelques jours ; il devient plein et coloré. Le développement des systèmes pileux et dentaire indique quelquefois ce surcroît de l'activité nutritive d'une façon remarquable. Chez un malade faible, à constitution lymphatique, âgé de dix-sept ans, que j'ai traité à la Charité, et chez lequel il y a eu guérison de tubercules au premier degré, occupant tout le poumon droit, et déjà en voie de ramollissement au sommet, la barbe poussait avec vigueur deux mois après avoir commencé le traite-ment. Chez une jeune fille, qui m'a été adressée par M. le docteur Lemaire, dans un profond état de marasme avec excavations occupant plus de la moitié d'un poumon, il y a eu une amélioration très-notable de tous les symptômes, et pendant le traitement il lui est sorti quatre dents de sagesse. Chez un vieillard, âgé de soixante-cinq ans, souf-frant depuis deux ans d'accès violents d'asthme dé-pendant d'une bronchite chronique, dans un état cacochyme des plus prononcés, et pouvant à peine venir chez moi en voiture, un traitement de six semaines par l'hypophosphite de potasse a fait dis-paraître tous les symptômes et lui a donné l'aspect et la vigueur d'un homme de cinquante ans. Environ quinze jours après la cessation du traitement, il a été pris d'un anthrax au cou, pour lequel il a été soi-gné par M. le docteur Michon, et dont la guérison a été longue et difficile, mais après lequel il s'est parfaitement remis. Je crois qu'il y a eu là plus qu'un rapport de coïncidence.

Enfin, d'un autre côté, tous ces symptômes pa-raissent se rattacher ou correspondre à une stimu-lation notable de l'hématose. La quantité et la colo-ration du sang augmentent d'une façon si rapide que je n'hésite pas à dire que les préparations d'acide hypophosphoreux sont des hématogènes par excellence, infiniment plus puissants que tous ceux que nous avons aujourd'hui. Tous les sujets ont présenté après quelque temps des signes tranchés de pléthore, et j'ai lieu de croire que, dans quelques cas avancés, cet état a pu favoriser le développement des phlegmasies pulmonaires intercurrentes si fréquentes et malheureusement si funestes chez les phthisiques.

Tous ceux qui avaient des hémorrhoïdes les ont vues fluer, ou reparaître si elles étaient supprimées. Chez un sujet j'ai provoqué cet écoulement à volonté, à trois reprises distinctes. Chez un malade il y a eu des symptômes très-marqués de congestion cérébrale. Chez quatre il y a eu des épistaxis abondantes. Chez un seul il y a eu une hémoptysie considérable qui a duré un jour, et qui a cessé par la seule suspension du traitement. Enfin, dans les cas qui n'étaient pas trop avancés, les règles sont devenues plus abondantes et plus colorées. Je n'ai pas trouvé que la médication eût, sur la fonction génitale, d'autre effet que celui qui pouvait s'attribuer à l'augmentation de la vigueur générale de l'économie; mais j'ai peu examiné ce point.

Voici les principaux phénomènes thérapeutiques que j'ai notés chez les malades soumis à ce traitement. En commençant par une dose de cinquante centigrammes, le malade éprouve le deuxième ou troisième, quelquefois même dès le premier jour,

une augmentation notable des forces et de l'appétit.
Je me suis assuré par un examen répété, et par
l'expérimentation sur moi-même, que ces phénomènes n'étaient nullement le résultat de l'imagina-
tion. Les douleurs de poitrine dont les malades se
plaignent quelquefois si vivement, cessaient ou di-
minuaient à peu près dans le même laps de temps.
Les sueurs nocturnes, quelque copieuses qu'elles pussent être, se sont presque toujours supprimées au bout
de sept ou huit jours. Mais lorsque le tube intestinal
était atteint, lorsqu'il y a eu une diarrhée persistante, il n'en a pas toujours été ainsi, les sueurs ont
alors persisté, surtout à la fin de la maladie.

En même temps que les forces et l'appétit revenaient, les malades reprenaient de l'embonpoint, le
facies surtout présentait une amélioration frappante
dès les premiers quinze jours ou trois semaines.
L'influence du traitement sur la toux et l'expectoration a été également rapide et les a souvent fait
disparaître ou en a modifié profondément le caractère dans un espace de temps très-restreint, parfois du
jour au lendemain. A cet égard il y a cependant eu,
entre les différents cas, des variations très-tranchées
qui m'ont toujours paru en rapport avec l'étendue et la gravité des lésions constatées par l'auscultation et par la percussion. Ce qui m'a semblé con-
stant, et ce sur quoi j'appelle surtout l'attention,
c'est que, toutes choses égales d'ailleurs, les lésions

locales ont été modifiées par le traitement avec d'autant plus de rapidité que la maladie était d'une date plus récente. Ainsi, chez plusieurs malades de la première série, des signes physiques plus tranchés, et occupant une étendue plus considérable, ont disparu, tandis qu'ils ont persisté chez d'autres de la deuxième catégorie, ou se sont modifiés bien plus lentement quoique au commencement du traitement ils fussent moins graves. Dans tous les cas cette différence coïncidait avec une différence dans l'ancienneté de l'affection, et m'a semblé ne pouvoir s'expliquer autrement.

Les troubles du côté de l'intestin ont, en général, été rebelles au traitement lorsqu'ils avaient atteint un certain degré de gravité, et une diarrhée persistante a toujours été d'un pronostic funeste.

La fièvre a offert des résultats différents, suivant qu'elle paraissait dépendre de l'état général ou de la lésion pulmonaire elle-même.

De tout ce qui précède, je me crois en droit de tirer les conclusions suivantes, que je soumets au jugement de l'Académie.

La cause immédiate, ou tout au moins une condition essentielle de la diathèse tuberculeuse, c'est la diminution dans l'économie du phosphore qui s'y trouve à l'état oxygénable.

Le remède spécifique de cette maladie consiste dans une préparation de phosphore qui présente le double caractère d'être immédiatement absorbable ou assimilable, et qui soit, en même temps, au minimum possible d'oxydation.

Les hypophosphites de soude et de chaux sont les préparations qui semblent jusqu'ici le mieux réunir ces deux conditions.

Cette médication a une action immédiate sur la diathèse tuberculeuse proprement dite, et elle fait disparaître, avec une rapidité vraiment merveilleuse, tous les symptômes qui en sont l'expression générale. Lorsque le dépôt morbide, qui est à la fois le résultat spécial et le caractère pathologique de la dyscrasie, est récent, lorsque le ramollissement n'a fait que commencer et ne s'opère pas trop rapidement, les tubercules sont résorbés et disparaissent sans laisser de traces nosologiques. Lorsque le dépôt est d'une date plus ancienne, lorsque le ramollissement a atteint un certain degré, il continue quelquefois, malgré le traitement, et l'issue de la maladie dépend de l'état anatomique de la lésion et surtout de son étendue et de la présence ou de l'absence de complications.

De nombreux essais, faits par moi, pour modifier cet état local par une médication directe, au moyen de l'inspiration de diverses substances, n'ont produit jusqu'ici aucun résultat satisfaisant qui ne dût être attribué à l'amélioration de l'état général. Toutefois, aujourd'hui qu'il sera possible d'arrêter

la marche de la tuberculisation elle-même, il y a
lieu d'espérer qu'on arrivera à un traitement rationnel et efficace contre la suppuration des tubercules déjà déposés, et surtout contre les complications phlegmasiques. Ceci, toutefois, deviendra
d'autant moins important que l'expérience de chaque
jour démontrera, à n'en pas douter, que les préparations hypophosphoreuses sont un prophylactique assuré contre les maladies tuberculeuses.

Ces sels ont une double action sur l'économie :
d'une part, ils augmentent immédiatement le principe, quel qu'il soit, qui constitue la puissance nerveuse ; de l'autre, ils sont des hématogènes par excellence, et infiniment supérieurs à tout ce qui
nous est actuellement connu.

En conséquence, ils paraissent devoir être employés avec avantage dans tous les cas où il sera
utile d'obtenir dans l'économie l'une ou l'autre de
ces deux modifications.

Ces préparations ou leurs analogues occuperont
sans doute un des premiers rangs dans la thérapeutique toutes les fois qu'il s'agira de relever soit
la puissance d'innervation, soit les fonctions de l'hématose.

A ce double titre, elles me semblent devoir
être employées dans les névroses, dans les cas de
paralysie où leur emploi ne serait pas contre-indi-
qué par l'existence d'une congestion, dans les

convalescences languissantes, dans la période ady-
namique des maladies aiguës. Elles mériteront
d'être essayées dans la forme algide du choléra et
dans la dernière période de la fièvre jaune, etc.

Je m'arrête, Messieurs ; je sais combien l'amour-
propre est prompt à s'aveugler, combien il est facile
et agréable de s'abuser sur la portée de ses propres
travaux ; aussi je ne me dissimule nullement combien celui que je vous présente est incomplet et
a besoin d'indulgence. C'est même le sentiment que
j'ai de son insuffisance qui m'a fait différer de vous
le soumettre jusqu'à ce jour.

Puissent, dans l'intérêt de l'humanité et de la
science, votre jugement et celui de l'expérience confirmer les résultats que j'annonce.

# OBSERVATIONS.

## PREMIÈRE SÉRIE.

### CAS QUI SE SONT TERMINÉS PAR LA GUÉRISON.

#### 1<sup>re</sup> Observation.

Dona Isabel de S..., âgée de 16 ans, née à la Havane, non mariée. Au mois d'Avril 1854, je fus consulté pour cette malade, qui se plaignait alors d'une toux persistant depuis environ deux mois, avec amaigrissement assez sensible, une expectoration médiocre de liquide limpide et transparent. Elle n'avait jamais eu d'hémoptysie, mais elle avait perdu de son appétit et de ses forces. Elle avait des fleurs blanches assez abondantes. La quantité ainsi que la coloration de ses règles avait diminué aux deux dernières époques menstruelles.

A l'examen, je trouvai une assez grande rudesse du bruit respiratoire au-dessous de la clavicule droite, avec une expiration prolongée, sans craquements même pendant la toux, et sans diminution de son à la percussion, à peine un léger retentissement de la voix.

Dans la fosse sus-épineuse du même côté, un peu de faiblesse du bruit respiratoire seulement.

Je lui ordonnai un traitement consistant en inspirations d'air chargé d'humidité par son passage à travers de l'eau dans laquelle on avait fait dissoudre un grain d'atropine par

once de liquide, moyen que j'expérimentais à cette époque.
A cela j'ajoutai les ferrugineux, un régime fortifiant, principalement de viandes rôties et de lait ; des promenades le
matin, et le séjour à la campagne. Sous l'influence de ces
divers moyens, et surtout, peut-être, de l'arrivée des chaleurs, l'appétit et les forces revinrent, les règles reprirent
leur abondance et leur coloration, la toux et l'expectoration cessèrent complétement. La rudesse du bruit respiratoire au sommet du poumon gauche fit place au moëlleux
de la respiration naturelle. Il restait toujours cependant un
peu d'obscurité du bruit respiratoire dans la fosse sus-épineuse.

Ce mieux se soutint pendant l'été et pendant le commencement de l'hiver ; mais au mois de février 1855, la
malade recommença de nouveau à tousser, à maigrir, à
perdre ses forces et son appétit.

Le 4 mars je note l'état suivant : Facies pâle et abattu,
amaigrissement assez marqué, regard languissant et
comme humide ; toux assez fréquente, surtout la nuit,
expectoration peu abondante d'un liquide transparent
non muqueux ; pas de sueurs, mais seulement un peu de
moiteur la nuit ; pas de fièvre le soir ; les règles ont paru
à la dernière époque moins abondantes que d'habitude ;
peu d'appétit ; elle dit qu'elle se sent faible, et paraît fort
triste.

A l'examen de la poitrine je trouve dans la fosse sus-épineuse droite une diminution assez notable du bruit respiratoire, sans craquements et sans prolongement de l'expiration. La sonorité en arrière est à peu près égale des
deux côtés. En avant elle me semble un peu diminuée sous
la clavicule droite, où je trouve également une rudesse
assez sensible du bruit respiratoire, et un peu d'exagération
de la voix. L'expiration y paraît notablement prolongée.

Je recommande le même traitement que l'année précédente, savoir : inspirations d'atropine ; fer réduit par l'hydrogène, un grain (5 centigr.) par jour ; viandes rôties et laitage ; exercice modéré à pied, tous les jours.

15 mars. — La malade ne se trouve pas mieux ; la toux est plus fréquente et la fatigue beaucoup ; la moiteur de la nuit a augmenté ; l'appétit et les forces ont encore diminué. Même traitement, et de plus prendre demain matin un vomitif de deux grains (10 centigr.) d'émétique dissous dans trois verres d'eau tiède, en trois fois, avec un intervalle d'un quart d'heure.

17 mars. — Le vomitif a agi très-énergiquement ; elle a mieux reposé pendant la nuit, et elle a moins toussé. Ce matin elle se sent un peu plus d'appétit, mais elle se plaint de douleur à la gorge et d'un sentiment de brisure dans toute la poitrine ; elle est aussi, dit-elle, très-faible. Continuer les inspirations et le fer.

18 mars. — Elle a assez mal dormi, elle a toussé un peu moins que les jours précédents, mais elle a sué du cou et de la tête. Elle se sent très-faible et n'a pas d'appétit du tout ; l'expectoration est un peu plus abondante ; elle a toujours des douleurs dans la poitrine ; les garderobes sont naturelles ; elle a un peu de leucorrhée. Continuer les inspirations et le fer à dose de deux grains (10 centig.) par jour.

19 mars. — Elle est toujours dans le même état, les forces sont encore amoindries, et elle a beaucoup transpiré la nuit dernière. A l'auscultation je trouve les mêmes signes que lors du dernier examen, mais il y a quelques craquements rares au-dessous de la clavicule droite, la matité me paraît plus grande et plus étendue, et se trouve maintenant aussi en arrière. Même traitement, et de plus tous les jours une cuillerée à soupe d'huile de foie de morue.

20 mars. — Même état, même traitement.

26 mars. — La toux est très-fréquente et l'empêche de dormir, et je la trouve très-inquiète parce qu'elle a vu quelques filets de sang dans les crachats. Les règles, qui ont paru ces jours derniers, ont été beaucoup moins abondantes et moins colorées que de coutume ; elle a des pertes blanches assez considérables. Elle sue beaucoup la nuit, surtout de la tête.

Cesser le fer et prendre tous les jours deux cuillerées d'huile de foie de morue.

27 mars. — Même état.

29 mars. — Elle a encore craché du sang, et cette fois en plus grande quantité, aussi est-elle très-triste et très-inquiète ; il y a quelques crachats muqueux au milieu de l'expectoration limpide. Les sueurs sont encore plus fortes et la toux la fatigue beaucoup pendant la nuit. Même traitement, et prendre encore un vomitif d'émétique demain matin.

31 mars. — Le vomitif l'a beaucoup fatiguée ; elle se plaint surtout de douleurs à la gorge et dans la poitrine, mais elle a mieux dormi, et elle a moins toussé la nuit dernière. L'expectoration est plus abondante et les mucosités sont plus nombreuses ; pas de sang dans les crachats.

1er avril. — Même état ; elle se plaint toujours du sentiment de brisure dans la poitrine que lui cause le vomitif. Elle a beaucoup sué la nuit dernière. L'expectoration est un peu plus muqueuse, la toux est toujours très-fatigante ; l'appétit est presque nul, et les forces ont beaucoup diminué depuis le commencement du mois précédent. Continuer l'huile de foie de morue.

Le 3 avril. — Il y a encore quelques filets de sang dans les crachats, elle a eu un frisson hier au soir, suivi d'un accès de chaleur. Elle a beaucoup sué en dormant, et

la toux l'a tenue éveillée une grande partie de la nuit. —
Même traitement.

Le 4 avril. — Hier au soir elle a encore eu un frisson
suivi de chaleur, les sueurs ont été très-abondantes, surtout
de la tête. Il y a des filets de sang dans les crachats; la
malade est très-abattue, très-triste et très-inquiète; l'appétit est à peu près nul.

Suspendre l'huile de foie de morue.

5 avril. — Je l'examine et je constate l'état suivant :

Etat général tel qu'il se trouve consigné dans les notes
précédentes.

A la percussion je trouve qu'il y a une diminution de sonorité au-dessous de la clavicule droite dans une étendue de près de trois travers de doigt; la même chose se
retrouve en arrière, mais à un degré moins sensible. A
gauche la sonorité tant en avant qu'en arrière paraît normale.

A l'auscultation je trouve de nombreux craquements humides dans cette même région; ils ne disparaissent pas
par la toux; dans le reste du poumon droit la respiration
est plus exagérée qu'à gauche. La voix y est peut-être un
peu plus retentissante, mais d'une manière peu sensible.
Le poumon gauche n'offre rien de particulier.

Diagnostic. — Tubercules au sommet du poumon droit
en voie de ramollissement aigu.

Encouragé par l'essai fait sur la malade de la 21e observation, j'ai résolu d'employer l'hypophosphite de chaux, et je
lui en donne aujourd'hui même quatre grains (20 centigr.).

6 avril. — A eu un peu de frisson suivi de chaleur hier
au soir, mais elle trouve qu'elle a moins toussé et qu'elle a
mieux reposé; du reste, elle est dans le même état, mais
elle paraît un peu moins abattue, et il n'y a pas de sang dans
les crachats.

Traitement. — Hypophosphite de chaux, 5 grains (25 centigrammes).

7 avril. — Très-léger sentiment de froid hier au soir, suivi de chaleur. La malade dit qu'elle a moins sué et qu'elle a mieux dormi ; elle paraît moins triste et la toux semble moins fréquente qu'avant-hier. Sa mère et ses sœurs disent qu'elles trouvent un amendement sensible.

Traitement. — Hypophosphite de chaux, 6 grains (30 centigrammes).

8 avril. — La malade se trouve mieux encore, elle dit qu'elle a très-peu sué ; qu'elle a bien dormi ; qu'elle se sent beaucoup plus forte, que la toux est beaucoup diminuée et qu'elle a de l'appétit.

Traitement. — Hypophosphite de chaux, 7 grains (35 centigrammes).

9 avril. — Le facies est infiniment meilleur. La malade est presque gaie, elle dit qu'elle a très-bien reposé, que la toux ne l'a réveillée que deux fois ; l'expectoration est diminuée et ne contient que cinq ou six crachats muqueux nageant dans un liquide transparent sans trace de sang.

Traitement. — Hypophosphite de chaux, 8 grains (40 centigrammes).

10 avril. — Le mieux est encore plus sensible. La malade dit qu'elle a sué à peine, qu'elle a fort peu toussé, qu'elle a très-bien reposé. Ce matin elle est sortie pour se promener, et elle a déjeûné avec beaucoup d'appétit.

Traitement. — Hypophosphite de chaux, 9 grains (45 centigrammes).

11 avril. — Le mieux se soutient toujours.

Traitement. — 10 grains (50 centigr.) du sel de chaux, continué les jours suivants à la même dose.

15 avril. — La malade dit qu'elle ne sue plus du tout la nuit ; elle tousse peu et elle crache à peine. Le facies est

complétement changé, la figure se remplit, elle est gaie et animée. Elle a très-bon appétit, les garde-robes sont naturelles ; la leucorrhée a presque disparu.

26 avril. — Le mieux a toujours été en augmentant. Ces jours derniers, les règles sont venues aussi abondantes et aussi colorées qu'avant qu'elle ne fût malade. Pendant ce temps la toux a un peu augmenté, mais l'appétit et les forces sont restés dans le même état ; l'expectoration est presque nulle. L'hypophosphite de chaux a été pris à la dose de dix grains (50 centigr.) tous les jours depuis la dernière note, excepté hier et aujourd'hui.

A l'examen, je trouve que les craquements au sommet du poumon droit sont beaucoup moins nombreux que lors de la dernière constatation de son état le 5 du mois ; il me semble que la matité a aussi diminué et que l'exagération du bruit respiratoire dans la partie inférieure du poumon a presque disparu.

27 avril. — La toux est redevenue ce qu'elle était avant l'apparition des règles. Elle ne consiste guère plus qu'en une ou deux quintes le matin et le soir.

Traitement. — Elle recommence à prendre l'hypophosphite de chaux à la dose de 6 grains (30 centigr.).

8 mai. — Le traitement a été continué de la même façon depuis le 27 du mois dernier. A partir du 1er du mois actuel, la dose du medicament a été portée à 10 grains (50 centigr.). La malade n'est plus reconnaissable ; presque tous les symptômes généraux ont disparu, et il ne reste qu'un peu de toux, principalement le matin, sans expectoration. Elle a déjà presque autant d'embonpoint qu'avant d'être malade.

A la percussion, la matité du côté droit a presque disparu ; les craquements sont devenus rares, tant en avant qu'en arrière.

La malade peut faire le matin de longues promenades à pied sans en être essoufflée.

Le traitement est suspendu pendant deux jours.

11 mai. — Même état.

Elle recommence le traitement à la dose de 10 grains (50 centigr.).

25 mai. — La malade ne tousse plus depuis près de quinze jours; il n'y a plus d'expectoration; elle a plus d'embonpoint qu'avant d'être malade, et dit qu'elle ne s'est jamais mieux sentie de sa vie. C'est elle qui mange le plus de toute la famille.

Le traitement est suspendu pendant deux jours.

27 mai. — A l'examen de la malade je trouve que les symptômes généraux ont tous disparu depuis plus de quinze jours. Quant aux signes physiques, je trouve encore en arrière dans la fosse sus-épineuse droite un peu de faiblesse du bruit respiratoire, surtout pendant l'inspiration, mais les craquements qu'on entendait soit dans cette région, soit sous la clavicule, ont complétement disparu.

Remise au traitement à la dose de de 10 grains (50 centigr.); elle le continua jusqu'au 1er juin, et alors, d'après mes conseils, elle alla habiter la campagne.

A la fin du mois de juin, je la vis de nouveau; elle était alors plus grasse et mieux portante qu'elle ne l'avait jamais été, et à l'auscultation je ne trouvai aucune différence entre le poumon droit et celui de gauche.

La malade continua à jouir d'une complète santé pendant tout l'hiver suivant : à mon départ de la Havane, au mois d'avril 1856, elle était sur le point de se marier, et présentait le type d'une santé parfaite. Je l'examinai de nouveau à cette époque, et je trouvai la respiration normale des deux côtés.

Tout commentaire sur ce cas serait superflu; mais quelque étonné ou quelque sceptique qu'il laisse le lecteur, celui-ci ne pourra guère l'être plus que je ne le fus moi-même.

Je venais évidemment de découvrir et je tenais entre les mains un moyen nouveau et puissant, mais je me demandais s'il tiendrait tout ce que j'en attendais, tout ce que, de prime abord, il semblait me promettre, ou bien si je n'étais point le jouet de mes propres espérances, et si tout ce que je voyais n'était pas le résultat de coïncidences fortuites. On verra plus loin comment les faits répondirent à ces questions.

### 2ᵉ Observation.

Miss C...., âgée de six ans et demi, née au Canada, habitant la Havane depuis deux mois. Cette petite fille m'est amenée le 7 février 1856 par sa mère, qui me raconte ce qui suit :

L'enfant a commencé à tousser au mois d'octobre dernier; la toux est sèche, revenant par petites quintes. En même temps elle a perdu l'appétit, elle est devenue triste et a commencé à maigrir. Elle fut traitée par son oncle, qui lui fit prendre de l'huile de foie de morue et d'autres remèdes, mais la toux continuant à s'aggraver, ainsi que les autres symptômes, il conseilla à ses parents de la mener à la Havane, où ils sont arrivés au mois de décembre dernier. Pendant les premiers temps de son arrivée la toux a paru s'amender, mais il y a eu peu de changement sous ce rapport. Il n'y a jamais eu d'expectoration.

L'enfant a continué à s'affaiblir; aujourd'hui elle peut à peine marcher, et veut qu'on la tienne sans cesse dans les bras. Son appétit est presque perdu, elle se plaint aussi de sa tête et dit souvent qu'elle a mal au front; son humeur est devenue très-fantasque et capricieuse ; elle est triste et colère, pleure à chaque instant, sue beaucoup de la tête et du cou. Elle dort mal la nuit, et le matin elle se réveille souvent en sursaut et en poussant des cris ; puis elle tombe dans une espèce de syncope et devient pâle et froide. Cet accident s'est déclaré seulement depuis qu'elle est à la Havane, et pendant les derniers quinze jours il s'est déjà répété quatre ou cinq fois.

A l'examen, le ventre ne paraît pas ballonné ni douloureux à la pression. Depuis quelque temps elle est presque toujours constipée et ne va à la garde-robe qu'avec l'aide de purgatifs de magnésie.

La figure de la petite malade est pâle et abattue, les yeux très-grands, profondément cernés, les pupilles dilatées, le regard vague et hagard, elle entend mal les questions que je lui fais ou ne veut pas y répondre. Elle me dit qu'elle a mal à la tête, et porte la main au front pour indiquer le siége de la douleur.

Sa mère me dit que la peau est alternativement brûlante et froide. Actuellement je la trouve chaude. Pouls 110.

Elle n'a jamais rendu de vers.

A l'examen de la poitrine, je trouve à gauche dans les régions sus et sous-claviculaires une matité sensible et dans les mêmes points une diminution assez notable du bruit respiratoire sans râles ni craquements. Dans le reste de ce côté, la respiration est exagérée. La toux et la voix n'offrent rien de particulier. A droite la sonorité et la respiration paraissent normales.

Diagnostic. — Tubercules bronchiques et probablement cérébraux.

Traitement. — Le même jour je lui administre un demi-grain (25 milligr.) d'hypophosphite de chaux dans un peu d'eau sucrée.

8 février. — Ce matin elle s'est encore éveillée en poussant des cris, puis elle est devenue pâle et a semblé perdre connaissance ; on est venu me chercher, mais j'étais sorti. Du reste, même état.

Même traitement.

9 février. — Hier elle a semblé un peu moins triste, et la nuit a été plus tranquille ; ce matin le réveil a été paisible, et elle a mieux déjeuné que d'habitude.

Traitement. — Hypophosphite de chaux, 3/4 de grain ($0^{gr}$,0375).

10 février. — Elle a moins sué la nuit dernière.

Ce matin, le réveil a été tranquille. Elle a eu hier une garde-robe naturelle. L'air de la figure me semble moins hagard, et elle est moins triste et moins maussade que les deux premiers jours.

Traitement. — 3/4 de grain ($0^{gr}$,0375) d'hypophosphite de chaux.

11 février. — Hier elle a beaucoup moins toussé, et pendant la nuit elle a moins sué que les jours passés. L'appétit est meilleur, ainsi que les forces ; elle marche un peu quand on la mène à la promenade ; le facies surtout paraît beaucoup meilleur.

Traitement. — Un grain (5 centigr.) d'hypophosphite de chaux.

12 février. — Même état, mais moins de sueurs la nuit dernière.

Même traitement.

13 février. — Ce matin, elle s'est réveillée en criant, et a eu l'air très-effrayée, puis elle est devenue pâle, mais elle n'a pas perdu connaissance. Même état, mais les forces ont beaucoup augmenté.

Même traitement.

15 février. — L'amendement de tous les symptômes

continue, elle a bon appétit et mange presque autant qu'a-vant d'être malade ; la toux a beaucoup diminué ; elle ne sue presque plus la nuit et ne se plaint pas de la tête.

Le traitement est suspendu pendant deux jours.

17 février. — Le mieux continue. Ce matin, elle s'est réveillée en sursaut avec l'air effrayé, mais elle n'a pas crié ; elle a pâli à peine et n'a pas perdu connaissance.

Traitement. — 3/4 de grain ($0^{gr}$,0375) d'hypophosphite de chaux.

18 février. — Va de mieux en mieux. Elle commence à être gaie et à rire quelquefois ; elle tousse très-peu ; elle est seulement un peu moite la nuit ; elle a une garde-robe naturelle presque tous les jours ; elle se promène volon-tiers. Le facies surtout présente un changement des plus remarquables, l'air triste et amaigri a presque entièrement disparu, et à l'expression de sa physionomie on ne jugerait nullement qu'elle est malade.

Traitement. — Un grain (5 centigr.) d'hypophosphite de chaux, continué à la même dose les jours suivants.

25 février. — Les sueurs de nuit ont cessé complétement ; l'enfant dit que sa tête ne lui fait plus mal ; le sommeil est profond et le réveil paisible ; elle a très-bon appétit, com-mence à vouloir courir et jouer avec les autres enfants ; sa figure est remplie et colorée ; elle tousse à peine.

Même traitement.

4 mars. — Le changement chez l'enfant est tellement frappant qu'il attire l'attention de toutes les personnes qui l'ont vue avant qu'elle ne commençât le traitement.

Tous les symptômes généraux, toux, sueurs, faiblesse, etc., ont disparu, et sa mère dit qu'elle n'a jamais semblé mieux portante de sa vie.

Le traitement est porté, à partir d'aujourd'hui, à un grain et demi (75 milligr.) du sel de chaux par jour.

8 mars. — A l'examen de la poitrine, je trouve qu'il y a toujours un peu de faiblesse du bruit respiratoire au sommet du poumon gauche, mais la sonorité à la percussion me semble être redevenue égale des deux côtés.

Le traitement est suspendu pendant deux jours.

10 mars. — Hier, la petite malade a mangé beaucoup de fruit et a eu froid la nuit. Ce matin, elle a une attaque de dyssenterie assez intense. Il y a beaucoup de ténesme ; elle a eu six ou sept selles muco-sanglantes, soif vive, ventre assez douloureux, fièvre forte. Peau brûlante. Pouls à 130.

A prendre deux grains (10 centigr.) de calomel, un lavement de 3 onces (90 gr.) d'eau avec 3 gouttes de laudanum qu'elle essaiera de garder ; épithème de flanelle mouillée dans un mucilage de graine de lin et appliqué sur tout l'abdomen. Morceaux de glace à sucer. Diète.

11 mars. — Deux selles demi-liquides ; plus de sang ; soif médiocre ; a bien dormi, a sué un peu. Pouls à 120.

Répéter le lavement avec 5 gouttes de laudanum. Calomel, 1 grain (5 centigr.) ; glace. Continuer l'épithème et lui donner une tasse de sagou.

12 mars. — Une selle verdâtre depuis hier ; plus de ténesme, soif médiocre. Pouls à 100. Peau de chaleur naturelle.

Répéter le lavement, s'il y a lieu, et continuer l'application de l'épithème. Sagou et bouillon.

13 mars. — Se trouve presque bien. Elle a bien dormi, a sué un peu ; pas de toux. Peau naturelle. Pouls à 100. Pas de soif, pas de ténesme, pas de garde-robe.

Continuer l'épithème.

Soupé deux fois.

14 mars. — Dit qu'elle est bien et demande à se lever. Hier, une garde-robe naturelle, plus de douleurs de ventre ;

plus de fièvre, a sué un peu la nuit. Pouls à 100. Dit qu'elle a faim.

Soupe et riz au lait.

15 mars. — Elle s'est levée hier, et aujourd'hui elle paraît déjà presque entièrement remise.

Poulet rôti.

16 mars. — Elle a très-bien dormi, n'a pas sué, n'a pas toussé et se trouve très-bien.

17 mars. — A l'auscultation je trouve encore un peu de faiblesse du bruit respiratoire au sommet du poumon gauche. La sonorité est égale des deux côtés.

Je la remets au traitement de l'hypophosphite de chaux, à la dose de 3/4 de grain ($0^{gr}$,0375) que je porte en augmentant chaque jour d'un quart de grain jusqu'à deux grains (10 centigr.).

22 mars. — Je l'examine de nouveau ; elle paraît entièrement bien portante, sa mère m'assure encore qu'elle ne l'a jamais connue aussi forte ni aussi gaie depuis qu'elle est née. Son appétit est très-grand.

A l'examen, je trouve toujours un peu de faiblesse du bruit respiratoire au sommet du poumon gauche, mais beaucoup moindre qu'au début et ne dépassant peut-être pas la différence qui existe naturellement entre les deux côtés.

Le traitement est continué jusqu'au 26 du mois. Je le cesse à cette date, parce que, devant moi-même partir dans les premiers jours du mois suivant, sa mère s'est décidée à la ramener à New-York.

Je n'ai plus eu de ses nouvelles à partir de cette époque.

### 3e Observation.

Don F..... P...., âgé de 42 ans, natif de la Havane.

9 juin 1855. — Ce malade souffre depuis plusieurs années, et il y a déjà à peu près un an que je lui donne des soins. Il y a chez lui une excavation assez considérable occupant plus du tiers de la hauteur du poumon gauche, entouré, surtout à la partie inférieure, de tubercules en voie de ramollissement.

Depuis l'invasion les progrès de la maladie ont été lents, mais constants ; la faiblesse, la gêne de la respiration, la toux et l'expectoration ont été peu à peu en augmentant. Je lui ai fait faire, tour à tour, différents traitements, mais sans obtenir de résultat bien sensible ; celui qu'il emploie depuis quelque temps et qui semble lui avoir procuré le plus de soulagement, consiste en inspirations d'atropine, d'après la méthode indiquée dans la première observation, jointes aux ferrugineux à petite dose et à la teinture de digitale.

Il a aussi pris à diverses reprises l'huile de foie de morue, tant d'après mes conseils qu'antérieurement d'après ceux d'un de mes amis, qui me l'a adressé ; mais cette médication amène au bout de peu de temps des hémoptysies qui le forcent à en suspendre l'emploi.

Je ferai remarquer ici en passant que ce remède ne m'a paru nullement avoir dans les pays chauds les effets avantageux que je lui ai vu plusieurs fois produire en Europe. Peu de malades peuvent en continuer l'usage au delà de quelques jours, et il amène souvent et rapidement soit des hémoptysies, soit des troubles du côté des voies digestives, qui le plus souvent en contre-indiquent l'usage. Je me suis assuré par des observations réitérées que ces phénomènes ne dépendent nullement de l'espèce d'huile employée.

Encouragé par les résultats que j'ai déjà obtenus par l'emploi des hypophosphites, je me décide aujourd'hui à le soumettre à ce traitement. Voici quel est son état actuel.

Amaigrissement considérable, figure pâle et abattue; assez grande faiblesse; appétit très-mauvais; pas de diarrhée; digestions lentes et laborieuses.

Toux fréquente et fatigante, l'empêchant souvent de dormir la nuit; expectoration muco-purulente assez copieuse et de quoi remplir les trois quarts d'un verre dans les 24 heures. Il sue la nuit de la tête et de la poitrine; il est presque toujours obligé de rester couché sur le côté droit, il ne peut pas du tout se coucher à gauche, et le décubitus sur le dos ne peut être maintenu que pendant quelques instants.

Environ toutes les trois ou quatre semaines il a une hémoptysie plus ou moins abondante se prolongeant pendant quatre ou cinq jours, et qui aux deux dernières fois a paru assez inquiétante.

Autrefois il avait des hémorrhoïdes qui se sont supprimées il y a trois ans.

A l'examen, je constate ce qui suit :

Du côté droit, tant en avant qu'en arrière, la résonnance et la respiration sont à peu près normales; peut-être la dernière est-elle un peu exagérée.

Du côté gauche, et dans une hauteur de deux travers de doigt au-dessous de la clavicule, il y a une diminution notable de la sonorité; dans le même endroit on entend de nombreux craquements humides, et plus bas un râle caverneux à grosses bulles; dans le même point il y a de la pectoriloquie. Bruits du cœur exagérés, mais sans rien d'anormal. En arrière, il y a également dans les fosses sus et sous-épineuses de gros râles caverneux avec un retentissement exagéré de la voix ; la sonorité à la percussion paraît à peu près la même que du côté droit. En arrière et à la base du poumon gauche la respiration est exagérée.

Traitement.—Hypophosphite de chaux, 4 grains (20 centigr.), continués les jours suivants et en augmentant chaque fois d'un grain (5 centigr.).

15 juin. — Le malade se sent plus fort ; il a de l'appétit ; il a pu la nuit dernière se coucher sur le dos et un peu sur le côté gauche ; il a très-peu sué, et la toux a été beaucoup moins fatigante.

Traitement. — Hypophosphite de chaux, 10 grains (50 centigrammes).

20 juin. — Le malade est infiniment mieux. Quoique toujours très-maigre, il a déjà perdu son air de souffrance et d'abattement : l'appétit, dit-il, est meilleur qu'il n'a jamais été, les sueurs ont complétement cessé ; il se couche à volonté sur le dos ou sur l'un et l'autre côté ; la toux est beaucoup moins fréquente ; l'expectoration a diminué de plus de moitié, elle est aussi beaucoup plus claire.

Le traitement est suspendu pendant deux jours.

30 juin. — Le traitement a été repris le 23 à la dose de 6 grains (30 centigr.). Hier, il s'est déclaré une légère hémoptysie. C'est à peu près à cette époque qu'il l'attendait, et j'ai de nouveau suspendu le traitement. L'hémorrhagie ne se compose que de quelques filets de sang dans les crachats, mais le malade en est fort inquiet parce que la dernière a été assez grave. Pour le tranquilliser je lui ordonne 10 gouttes de teinture éthérée de digitale à prendre trois fois par jour.

2 juillet. — L'hémorrhagie a cessé ; le mieux continue.

A l'auscultation je trouve que les râles muqueux sont

beaucoup moins abondants et sont entremêlés de gros rhoncus sibilants; on entend aussi comme un bruit de frottement éloigné.

3 juillet. — Hypophosphite de chaux, 6 grains (30 centigr.), continués les jours suivants.

18 juillet. — Le malade se trouve mieux qu'il ne l'a jamais été depuis le commencement de sa maladie; il tousse et crache très-peu; les sueurs ont cessé complétement; l'appétit est très-bon, et les forces ont augmenté considérablement.

Le traitement est suspendu pendant deux jours, puis repris à la dose de 6 grains par jour, portés graduellement jusqu'à 10 grains (50 centigr.).

20 août. — Le malade dit qu'il a perdu du sang en allant hier à la garde-robe. Tous les symptômes sont dans le même état, et il tousse et crache très-peu.

Traitement. — Hypophosphite de chaux, 15 grains (75 centigrammes).

3 août. — Hier il a encore perdu du sang. Je lui donne 20 grains (1 gr.) du sel de chaux.

4 août. — Les hémorrhoïdes ont encore coulé hier, elles ont fait saillie et le gênent beaucoup.

Je suspends le médicament et je lui dis de laver ses tumeurs avec une solution de ratanhia.

5 août. — Le flux sanguin continue, mais il a beaucoup diminué.

6 août. — Plus de sang.

10 août. — Il reprend le traitement à la dose de 6 grains (30 centigr.) d'hypophosphite de chaux, augmentés d'un grain par jour jusqu'à 10 grains (50 centigr.).

14 août. — A l'examen je constate ce qui suit :

Du côté droit la respiration et la résonnance sont tout à fait naturelles. A gauche, il y a une matité notable au-dessous de la clavicule et dans une étendue de deux travers de doigt. Dans le même point il y a un souffle caverneux très-intense, de la pectoriloquie et quelques bruits de frotte-ment secs, sans râles d'aucune espèce.

En arrière, dans la fosse sus-épineuse, on retrouve le même souffle, mais plus éloigné qu'en avant; il y a aussi du retentissement de la voix, mais pas de craquements.

25 septembre. — J'ai fait continuer le traitement jusqu'à ce jour. Le malade a notablement engraissé, quoiqu'il soit toujours très-maigre; mais il dit qu'il ne l'a jamais été moins qu'aujourd'hui. Ses forces sont très-bonnes, ainsi que l'appétit. Il n'a plus eu d'hémoptysie; il n'a qu'une seule petite quinte de toux le matin et crache un peu de liquide transparent sans mucosités. Il couche également bien des deux côtés et sur le dos.

A l'auscultation, je trouve en avant, à la partie supé-rieure du poumon gauche, un souffle caverneux très-in-tense, sans râles ni craquements, avec de la pectoriloquie. En arrière, on retrouve les mêmes phénomènes avec moins d'intensité; dans le reste de ce côté la respiration est un peu rude. A droite, elle paraît normale.

Le malade a traversé l'hiver suivant sans changement notable. Atteint d'une légère bronchite, qui paraissait sur-tout avoir pour siége l'excavation et la base du poumon gauche, puisqu'on y entendait des râles sibilants et mu-queux, je me suis contenté d'un traitement expectant, et tout s'est dissipé au bout de quinze ou dix-huit jours. Au mois de mars 1856 je l'examinai de nouveau quelques jours avant mon départ, et je le trouvai absolument dans le même état.

Depuis lors il m'a écrit pour me dire que sa santé s'est conservée sans altération.

### 4ᵉ **Observation.**

Don Juan C...., âgé de 29 ans, né à la Havane, marié.

6 novembre 1855. — Ce malade me fait appeler pour un crachement de sang dont il a été atteint il y a trois semaines. Environ quinze jours avant le commencement de cette hémorrhagie il avait commencé à tousser ; il a aussi perdu l'appétit et les forces, et il sue beaucoup la nuit.

Deux de ses sœurs sont mortes de maladies de poitrine.

A l'examen du malade je trouve ce qui suit :

Le facies et l'attitude ne présentent rien de bien particulier. La toux est assez fatigante, l'expectoration peu abondante, un peu muqueuse et offrant une quantité de sang qui peut se monter à un demi-verre pour les 24 heures. La faiblesse est si grande que depuis trois semaines il ne peut plus sortir pour ses affaires.

Sonorité à la percussion à peu près égale des deux côtés, tant en avant qu'en arrière, peut-être un peu diminuée dans la fosse sus-épineuse gauche.

A l'auscultation il y a au sommet du poumon gauche, tant en avant qu'en arrière, des craquements humides assez nombreux, ne disparaissant pas par la toux. A la base et en avant du même côté la respiration est notablement exagérée. Les bruits du cœur n'offrent rien de particulier. Du côté droit la respiration paraît normale.

Diagnostic. — Tubercules commençant à se ramollir au sommet du poumon gauche.

Je lui donne immédiatement 6 grains (30 centig.) d'hypophosphite de chaux et une limonade sulfurique glacée.

7 novembre. — Il y a à peine trois ou quatre stries de sang dans les crachats. Le malade se plaint de coliques qui l'ont tourmenté toute la nuit.

Traitement. — Suspension de la limonade et de la glace.

Huit grains (40 centigr.) d'hypophosphite de chaux.

8 novembre. — Le malade dit qu'il a moins toussé et moins craché, il a surtout beaucoup moins sué.

Le traitement est porté à 10 grains (50 centigr.).

9 novembre. — Le malade dit qu'il n'a pas sué du tout; il a bon appétit et demande qu'on lui permette de manger; il a très-peu craché et il se sent beaucoup plus fort; la toux a été moins fréquente.

Le traitement a été continué à la même dose jusqu'au

24 novembre. — Le malade sort tous les jours pour ses affaires; il se trouve presque aussi bien qu'avant le début de l'affection. L'appétit est meilleur qu'il ne l'a été depuis longtemps; les sueurs ont cessé depuis plus de huit jours. Il tousse peu et crache à peine. Le traitement est suspendu pendant deux jours.

28 novembre. — Le traitement a été recommencé hier à la dose de 10 grains (50 centigr.). J'examine le patient et je trouve que les craquements ont beaucoup diminué de nombre et d'intensité; le reste des signes physiques comme lors du premier examen.

24 décembre. — Le malade a été tenu au même traitement jusqu'à ce jour avec deux interruptions.

Aujourd'hui tous les symptômes rationnels ont cessé; il ne tousse ni ne crache, ne sue pas du tout la nuit. L'appétit et les forces sont plus grands qu'ils ne l'ont jamais été, et le malade a l'air plus fort et plus robuste qu'il ne l'a paru à quelque époque que ce fût.

A l'auscultation je trouve seulement un peu de rudesse du bruit respiratoire au sommet du poumon gauche sans craquements ni matité.

Je lui fais continuer le traitement jusqu'au

15 janvier 1856. — A l'examen je trouve que, même avec la meilleure volonté du monde, je ne puis apercevoir de différence entre les deux poumons. La respiration paraît se faire avec autant de moelleux à gauche qu'à droite.

Le malade continuait à se porter parfaitement lors de mon départ, trois mois après.

### 5ᵉ Observation.

Maria R....., âgée de 19 ans, femme de couleur, libre ; blanchisseuse, non mariée.

2 janvier 1856. — Cette malade vient me consulter pour une toux qu'elle a depuis trois semaines environ. Pendant ce temps, elle a beaucoup maigri, elle est devenue très-faible, au point d'être obligée de cesser complétement son état de blanchisseuse ; elle se sent brûlante tous les soirs, et elle sue beaucoup la nuit, surtout de la tête. A la dernière époque ses règles ont été moins abondantes que de coutume. Elle a très-peu d'appétit ; elle n'a pas de diarrhée. La toux est assez fréquente ; il y a peu d'expectoration. Celle-ci se compose uniquement d'un liquide clair, d'aspect entièrement salivaire, sans mucus, et peu abondant. Elle est très-essoufflée, même pour marcher.

Le facies, et surtout le regard de la malade, présentent à un haut degré l'aspect que je crois particulier aux phthisiques et qui se note chez les gens de couleur encore mieux que chez les blancs.

A l'examen de la poitrine je trouve :

En avant et à gauche une légère diminution de sonorité sous la clavicule, et dans le même point une grande rudesse du bruit respiratoire avec un retentissement marqué de la voix. En arrière, dans la fosse sus-épineuse gauche, quelques craquements secs, sensibles surtout à la suite des grandes inspirations. Ces signes, joints surtout à l'intensité des symptômes généraux, me font établir sans hésitation le diagnostic suivant :

Tubercules crus au sommet du poumon gauche, et dont le ramollissement est tout à fait au début.

Je lui administre immédiatement 8 grains (40 centigr.) d'hypophosphite de chaux.

3 janvier. — Elle dit qu'elle se sent mieux et qu'elle a moins toussé.

Traitement. — Hypophosphite de chaux, 10 grains (50 centigrammes).

4 janvier. — Hier au soir, elle s'est sentie moins brûlante, elle a beaucoup moins sué, et ce matin elle a un peu d'appétit.

Traitement. — 12 grains (60 centigr.) du sel de chaux.

5 janvier. — Les sueurs nocturnes ont encore diminué; elle a très-peu toussé, ce matin elle se sent forte et a bon appétit.

Traitement. — Hypophosphite de chaux, 15 grains (75 centigrammes).

Le traitement est continué à la même dose jusqu'au

13 janvier. — Aujourd'hui elle dit qu'elle ne sue plus du tout, qu'elle mange bien et qu'elle se sent assez forte pour reprendre son ouvrage. Elle tousse à peine et n'est presque plus essoufflée. Je l'engage à attendre encore un peu.

A l'examen, je trouve qu'il y a toujours un peu de matité sous la clavicule gauche et une rudesse marquée du bruit respiratoire, quoiqu'elle me paraisse avoir beaucoup diminué. Il y a aussi moins de retentissement de la voix. En arrière, je ne retrouve plus les craquements que j'avais notés au commencement du mois.

Je suspends le traitement pendant deux jours pour le

recommencer ensuite à la dose de 10 grains (50 centigr.).

2 février. — Elle a recommencé son ouvrage depuis deux jours. Elle ne tousse plus ; elle a repris son embonpoint et ses forces ; elle n'est plus essoufflée même en travaillant. Les règles sont revenues aussi abondantes qu'autrefois. A l'auscultation la respiration à gauche me semble être presque revenue à l'état normal, mais le son à la percussion est toujours un peu obscur au-dessous de la clavicule gauche avec un très-léger retentissement de la voix.

Je porte le traitement à 15 grains (75 centigr.) par jour, et elle le continue de la sorte jusqu'au

20 février. — Aujourd'hui je l'examine de nouveau et ne trouve pas de différence sensible entre les deux côtés.

Je cessai alors de le voir jusqu'au

12 mars. — Elle revient me trouver, parce qu'elle s'est mouillée il y a cinq ou six jours, et depuis deux jours elle tousse de nouveau ; du reste, elle ne sue pas et a bon appétit.

A l'auscultation, je trouve quelques râles sibilants assez rares, disséminés dans les deux poumons. Je lui ordonne un looch légèrement kermétisé, et le 22 tous ces symptômes avaient disparu.

3 avril, quelques jours avant mon départ, je la revis, et elle me dit qu'elle se portait parfaitement bien.

### 6ᵉ Observation.

M. M....., âgé de 22 ans, né aux États-Unis, non marié.

15 mars 1856. — Le malade vient me consulter à la Havane.

Il me raconte qu'il a commencé à tousser au mois d'octobre précédent ; qu'au mois de novembre il a craché du sang en assez grande abondance pendant plusieurs jours. Il a pris différents remèdes sans qu'ils aient paru produire d'amélioration ; enfin au mois de janvier, d'après les conseils de son médecin, il est venu à la Havane essayer l'effet du climat. Il n'a pas trouvé que celui-ci ait modifié son état d'une manière sensible ; il a beaucoup maigri depuis son arrivée, et a perdu complétement l'appétit. Aujourd'hui je constate les faits suivants :

La mère du malade est morte de l'affection dont il est lui-même atteint. Amaigrissement médiocre, pâleur assez grande, beaucoup de faiblesse et d'abattement ; la toux est assez fréquente surtout le matin et le soir, il a quelques sueurs la nuit, principalement du cou et de la poitrine.

L'expectoration est peu considérable, se composant d'une douzaine de crachats muco-purulents. Il a très-peu d'appétit ; les digestions sont faciles et les garde-robes naturelles. Il s'essouffle très-vite en marchant ou en montant un escalier.

A l'examen de la poitrine je trouve une diminution de la sonorité dans la partie gauche s'étendant depuis la clavicule jusqu'au niveau de la quatrième côte, mais surtout sensible sous la clavicule. En arrière on retrouve la même matité principalement dans la fosse sus-épineuse. A droite la sonorité est normale.

A l'auscultation je trouve en avant et du côté gauche, une faiblesse très-grande du bruit respiratoire. Sous la clavicule et dans une hauteur d'un travers de doigt, elle est complétement nulle.

En arrière, du même côté, il y a dans la fosse sus-épineuse et surtout vers sa partie interne des craquements humides assez nombreux ; dans la fosse sous-épineuse ces craquements sont beaucoup plus rares et le bruit respiratoire y est très-faible ; à la base de ce même poumon, la respiration, tant en avant qu'en arrière, est notablement plus forte que du côté droit, où elle paraît normale.

Dans tous les points du poumon gauche où l'on note la faiblesse du bruit respiratoire, il y a également une exagération de la voix, mais beaucoup moindre qu'on ne pourrait s'y attendre.

Les bruits du cœur sont un peu forts, mais n'offrent rien de particulier.

Diagnostic. — Tubercules au premier et au deuxième degré occupant une grande étendue du poumon gauche.

Comme à cette époque il ne me restait qu'une très-petite quantité d'hypophosphite de chaux et que je devais partir dans une quinzaine de jours pour venir en Europe continuer mes recherches, je me contentai de rassurer le malade sur sa position et lui ordonnai de continuer à suivre le traitement prescrit par son médecin aux États-Unis. En même temps j'expliquai à un de ses amis qui l'avait accompagné chez moi les motifs qui m'appelaient en Europe. Les parents du malade, en ayant été instruits, décidèrent qu'il s'y rendrait également pour être soumis à mon traitement.

A son arrivée à Paris il se trouvait le 10 mai dans l'état suivant :

État local en tous points semblable à ce qu'il était à la Havane, si ce n'est que les craquements dans la fosse sous-épineuse sont devenus plus nombreux qu'à cette époque. Les symptômes généraux ont aussi augmenté un peu ; ainsi il y a plus de toux, et l'expectoration est plus abondante. L'amaigrissement a aussi fait de grands progrès et le malade est plus faible et plus triste encore. Il sue un peu la nuit.

Traitement. — Hypophosphite de chaux, 50 centigr.

11 mai. —Le malade dit qu'il n'a pas sué la nuit dernière.

Traitement. — Hypophosphite de chaux, 60 centig.

12 mai. — Le malade n'a pas sué ; il dit qu'il a moins toussé ; l'expectoration est aussi diminuée.

Traitement. — Hypophosphite de chaux, 75 centig.

Le traitement a été continué à la même dose jusqu'au 30 mai. — Aujourd'hui le malade ne crache plus du tout, il a seulement une ou deux petites quintes de toux le matin ; il n'a plus de sueurs ; l'appétit est très-bon ; les forces et la gaîté sont revenues complétement.

Le facies surtout offre un changement des plus surprenants ; il s'est rempli et s'est coloré. Des personnes qui connaissent le patient depuis longtemps prétendent qu'elles ne lui ont jamais vu aussi bon visage.

L'examen de la poitrine offre les mêmes signes qu'au commencement du mois, sauf les craquements de la fosse sous-épineuse qui sont moins nombreux.

Le traitement est suspendu jusqu'au 4 juin, puis repris à la dose de 60 centig., et continué jusqu'au

19 juin. — Le malade ne tousse plus du tout depuis près de 15 jours ; l'expectoration se compose d'un seul petit peloton muqueux de la grosseur d'une aveline, qu'il rend tous les matins en se levant ; il n'a jamais de sa vie eu plus de forces. L'embonpoint a encore augmenté d'une façon notable. Il est encore un peu essoufflé, mais beaucoup moins qu'au commencement du traitement.

A l'examen je trouve que les craquements de la fosse sous-épineuse gauche ont complétement disparu ; il y en a encore quelques-uns à la partie interne de la fosse sus-épineuse. La respiration s'entend beaucoup mieux tant en avant qu'en arrière, mais elle présente encore une différence sensible d'avec le côté droit, surtout au-dessous de la clavicule, où cependant on commencemaintenant à l'entendre.

La matité est beaucoup moins sensible, ainsi que le retentissement de la voix.

Le traitement est suspendu pendant quatre jours, puis repris à la dose de 0,60 d'hypophosphite de chaux, portés par augmentations successives de 0,10 jusqu'à 1 gramme par jour, que le malade continue à prendre jusqu'au

9 Août. — A cette date je trouve encore une amélioration des signes locaux, tous les symptômes généraux ayant depuis longtemps disparu. La respiration s'entend mieux dans tout le poumon gauche. Dans la fosse sus-épineuse on n'entend que quelques rares craquements secs, et cela seulement à la suite des inspirations forcées. Sous la clavicule la respiration est toujours plus faible qu'à droite.

Suspension du traitement pendant 6 jours, puis reprise à la dose de 0,75 d'hypophosphite de chaux.

30 Août. — L'état général n'a pas éprouvé de changement. L'état local est à peu près le même, si ce n'est que dans la fosse sus-épineuse gauche les craquements ont disparu, et tout à fait vers la partie interne de cette région, dans le point où ils étaient le plus abondants, on entend une expiration légèrement soufflante, comme s'il y avait là une petite cavité. Plus de retentissement de la voix. Le malade expectore toujours le matin un seul petit peloton muqueux blanc et gélatineux comme de l'empois. Une ou deux fois cette matière a présenté une teinte rougeâtre. Il n'y a plus de toux depuis longtemps, et le malade fait de longues courses à pied sans en être incommodé.

A partir de cette date le traitement s'est trouvé suspendu par suite de causes particulières jusqu'au

28 Octobre. — Pendant cette période le malade a continué dans le même état; l'appétit seulement a diminué un

peu. L'expectoration est restée ce qu'elle était. Aujourd'hui il reprend le traitement à la dose de 0,50 d'hypophosphite de chaux.

4 Novembre. — Même état général. Quant à l'état local, il y a toujours un peu de faiblesse du bruit respiratoire au-dessous de la clavicule gauche. En arrière il n'y a pas de craquements, et la respiration un peu forte qui s'entendait à la partie interne de la fosse sus-épineuse ne se perçoit plus; elle y paraît même plus faible qu'à droite. Il n'y a plus de toux ni d'expectoration, si ce n'est qu'une fois tous les trois ou quatre jours il rend le petit peloton muqueux déjà décrit.

Le traitement est reporté à 1 gramme d'hypophosphite de chaux par jour.

14 Décembre. — Le malade est dans le même état.

Aujourd'hui en examinant la poitrine je ne trouve aucune différence entre les deux côtés, si ce n'est *peut-être* une légère diminution du bruit respiratoire au-dessous de la clavicule gauche, comme si l'expansion vésiculaire s'y faisait mal, sans diminution de la sonorité à la percussion et sans retentissement de la voix.

Jusqu'ici le froid ne paraît pas l'avoir affecté du tout, et j'aurais désiré qu'il passât l'hiver à Paris pour mettre ainsi en quelque sorte à l'épreuve la solidité de sa guérison; mais il préfère aller en Égypte, où il doit se rendre dans quelques jours. Depuis lors je n'ai pas reçu de ses nouvelles.

### 7ᵉ Observation.

Victorine J....., 25 ans, piqueuse de bottines, née à Melun, habitant Paris depuis 12 ans. Non mariée.

24 novembre 1856. — Bien réglée, mais moins que

d'habitude la dernière fois. Elle tousse tous les hivers depuis 6 ans, mais pas du tout pendant l'été. Cependant il y a trois ans elle a aussi toussé pendant l'été, elle a été très-oppressée et a craché du sang ; ceci a duré un mois.

Une de ses sœurs est morte poitrinaire à l'âge de 14 ans. Actuellement elle tousse beaucoup depuis un mois ; elle crache de l'humeur, mais elle n'a pas craché de sang ; elle sue beaucoup la nuit ; elle est très-essoufflée pour marcher, et au moindre effort elle a des battements de cœur très-forts. Elle a cessé de travailler depuis plus de trois semaines, parce qu'elle est trop faible pour faire son ouvrage. Elle a eu beaucoup de peine à arriver jusque chez moi. Elle est constipée, l'appétit a notablement diminué. Les quintes de toux produisent souvent le vomissement. Elle dit que pendant ce temps elle a notablement maigri et qu'elle dort très-mal. Actuellement le facies est pâle, les pommettes cependant un peu colorées, l'amaigrissement assez considérable, et la malade très-abattue. Les crachats sont peu abondants, un peu perlés et muqueux, et nullement ceux de la bronchite.

Rien de notable à la percussion ni en avant ni en arrière.

En avant la respiration dans toute la hauteur du poumon droit est plus faible qu'à gauche, et à la base à droite il y a quelques craquements.

En arrière dans le tiers inférieur du poumon droit il y a des craquements humides très-notables et assez gros, augmentant lors de la toux; pas de retentissement de la voix.

A gauche, tant en avant qu'en arrière, respiration normale peut-être exagérée.

Au cœur, bruit de souffle et presque un piaulement précédant le premier temps, sensible surtout à la pointe.

Dans ce cas le diagnostic pouvait offrir quelques doutes. Les craquements humides en effet se trouvaient limités à la base du poumon droit, mais il y avait en outre dans tout le reste de l'organe une grande diminution du bruit respiratoire, tant dans l'expiration que dans l'inspiration, sans râles sibilants ni rhonchus. D'un autre côté, quoiqu'il n'y eût pas eu d'hémoptysie depuis peu, l'intensité des symptômes généraux, leur aggravation rapide, la perte considérable des forces et de l'appétit, l'état si prononcé d'anémie survenue en si peu de temps, les sueurs copieuses et le peu de toux et d'expectoration ne pouvaient guère, il me semblait, s'attribuer à une simple bronchite. Ses antécédents et ceux de sa famille étaient aussi en faveur de l'existence de tubercules au premier degré dans la partie supérieure du poumon droit avec congestion à la base. Je donnai donc à la malade 50 centigr. d'hypophosphite de soude et une granule de digitaline ; continués les jours suivants à la même dose.

Dès le 29 novembre, elle m'annonce qu'elle a beaucoup moins toussé, qu'elle n'a pas sué du tout et qu'elle a beaucoup moins de palpitations. Son appétit est tout-à-fait revenu.

Le 15 décembre tous les symptômes généraux ont disparu. A la base du poumon droit il n'y a plus de craquements, mais la respiration est toujours un peu faible en avant, sous la clavicule. Plus de souffle au cœur, le premier bruit est un peu sourd.

Le mieux continue sans interruption jusqu'aux premiers jours de janvier. Dès le 20 décembre elle retourne à son travail ; les règles sont revenues plus abondantes qu'avant qu'elle ne tombât malade.

Le 12 janvier. — A l'examen je ne puis trouver aucune différence entre la respiration des deux côtés. Dans le

poumon droit le bruit respiratoire est parfaitement souple
tant en avant qu'à la base en arrière ; les bruits du cœur
sont normaux. La malade dit se porter tout à fait bien, et
se sentir plus forte et mieux en état de travailler qu'elle ne
l'a été depuis plusieurs années ; elle mange avec un appétit énorme, et tel qu'elle n'en a jamais eu auparavant.

Je cesse de la voir à partir de ce moment.

Ce cas pris isolément serait, par lui-même, de peu de
valeur, mais il en acquiert lorsqu'on le rapproche des précédents. Toutefois, quoique les probabilités me semblent
en faveur du diagnostic que j'ai porté, je le donne sous
toutes réserves.

## 8ᵉ Observation.

Joseph Coupier, opticien, âgé de 26 ans, demeurant à
Paris, rue Ménilmontant, n. 79, né à Montmartre, non marié, entré à la Charité, au n. 8 de la salle Saint-Félix, service de M. Ch. Bernard, le 21 juin 1856.

Le malade assure que ses parents se portent bien.

Il dit que quinze jours avant son entrée il a commencé
à toussser, à se sentir très-faible et très-essoufflé ; il avait
tous les jours mal à la tête et saignait du nez. Il a maigri,
dit-il, énormément, il a perdu l'appétit, suait considérablement la nuit, et huit jours après le début des premiers
symptômes il a commencé à cracher le sang. Cette hémorrhagie a duré cinq jours.

Depuis son entrée à l'hôpital, l'hémorrhagie n'a jamais été suspendue huit jours de suite. Depuis lors, ses
forces ont encore diminué ; la nuit il est couvert de sueurs
froides, surtout à la poitrine et aux mains. Actuellement il
a une hémoptysie qui dure depuis huit jours.

Le traitement prescrit par M. Bernard a consisté dans l'emploi de l'huile de foie de morue, jointe aux opiacés et aux astringents.

Sous l'influence de cette médication, l'appétit s'est un peu amendé, et le malade mange deux portions ; les autres symptômes sont tels qu'on vient de les décrire.

Le 9 août, après avoir noté ce qui précède, on constate par l'examen du malade ce qui suit :

En avant, matité sous la clavicule droite dans l'espace de deux travers de doigt. Dans le même point, la respiration est un peu plus faible qu'à gauche. En arrière à droite, à la partie interne de la fosse sus-épineuse, matité, sensibilité à la percussion. Dans le même point l'oreille perçoit des craquements humides et une respiration rude éloignée. Il y a aussi dans ce même point un grand retentissement de la voix. De plus, la respiration est un peu faible dans tout le sommet.

En arrière et à gauche, il y a au sommet une expiration prolongée, et dans la fosse sous-épineuse, vers le moignon de l'épaule, quelques craquements humides. Dans le reste du poumon, la voix et la respiration sont normales. Pouls, 76. Respirations, 20.

Diagnostic. — Tubercules au premier et au deuxième degré au sommet du poumon droit, surtout en arrière ; tubercules probables au sommet du poumon gauche.

10 août. — L'hémoptysie, d'environ 10 grammes par jour, continue. Le sang est, comme cela a lieu d'habitude, tout à fait rutilant.

Le traitement commence aujourd'hui par 20 centigr. d'hypophosphite de soude.

11 août. — Les sueurs n'ont pas cessé, et l'hémoptysie continue également ; mais le sang est *noir*.

Traitement. — 50 centigr. du sel de soude.

14 août.—Ayant été moi-même malade les 12 et 13 août, je ne suis pas allé à l'hôpital, et le traitement du malade a été suspendu.

Le 11 au matin, le crachement de sang avait diminué, et le sang était toujours *noir*.

Dans la nuit du 12 au 13, il s'est déclaré tout à coup une violente hémoptysie. Elle a été si abondante qu'il a fallu faire venir l'interne de garde. Aujourd'hui (14), elle continue avec une grande abondance ; dans les dernières 24 heures, le malade a presque rempli quatre crachoirs de sang rutilant. J'ai cru que, dans cet état de choses, il était prudent de suspendre l'administration du remède spécifique, non pas que je le crusse inutile ou dangereux ; je pense même que l'hypophosphite de chaux à la dose de 0,20 eût été utile pour arrêter l'hémorrhagie, mais il y avait là une question de responsabilité morale très-grave si l'accident eût eu une terminaison fatale. Nous venions d'en voir un exemple semblable chez un autre malade de la même salle, mais chez lequel le traitement n'avait pas été essayé, et qui avait succombé en quelques jours à une hémoptysie foudroyante pour laquelle il avait été amené à l'hôpital. Je suspends donc mon traitement, et M. Bernard prescrit :

| | |
|---|---|
| Eau de Rabel.............. | 4 grammes. |
| Tannin.................... | 4 grammes en 20 pilules. |
| Ratanhia................. | 4 grammes. |
| Glace, etc. | |

15 août. — L'hémoptysie a diminué, le sang est noir. Même traitement.

17 août. — L'hémoptysie est presque arrêtée.

18 août. — A peine quelques stries de sang dans les crachats.

Même traitement.

19 août. — Quelques filets de sang dans les crachats. Hier au soir il a été pris d'une douleur aiguë au genou droit, qui est excessivement sensible au toucher, surtout vers le ligament interne. Il n'y a du reste ni rougeur ni gonflement.

Pouls, 72. Respirations, 32.

Astringents à la même dose. 1 potage.

20 août. — L'hémoptysie a cessé. Pouls, 72. Respirations, 32.

Une portion.

21 août. — Plus d'hémoptysie ; il tousse beaucoup.

Une portion.

23 août. — Pas d'hémoptysie.

25 août. — Même état.

28 août. — Le malade devant reprendre le traitement, M. Bernard l'examine de nouveau avec moi, et nous constatons ce qui suit. Je copie les notes de l'interne, M. Guillot.

Pulsations, 72. Respirations, 32.

Expectoration muqueuse et bronchique pas très-abondante. Il éprouve une grande faiblesse et ne se lève pas depuis deux jours. Il se plaint surtout de ne pas pouvoir dormir la nuit ; il a des sueurs très-abondantes, surtout du cou et de la tête. Il dit qu'il a beaucoup maigri depuis son entrée. Il a peu d'appétit et mange à peine une portion.

La langue est naturelle, il n'y a pas de diarrhée ; une selle par jour. Il reste couché sur le côté droit, parce qu'il ne peut pas coucher sur le côté opposé.

État local : matité sous la clavicule droite, surtout vers le moignon de l'épaule. En avant et à droite, çà et là, surtout sous la clavicule et à la partie interne, la respiration est très-rude ; dans les deux tiers inférieurs du poumon, il y a des craquements humides, appréciables surtout après la toux. Retentissement très-marqué de la voix. A gauche, la respiration est rude dans presque toute la hauteur du poumon, avec quelques craquements moins nombreux et moins évidents qu'à droite.

En arrière, il y a une diminution de la sonorité dans presque tout le côté droit, surtout dans les fosses sus et sous-épineuses, principalement vers le moignon de l'épaule.

A l'auscultation, on entend des craquements humides très-abondants dans les fosses sus et sous-épineuses et en dedans le long de la colonne vertébrale, devenant surtout marqués après la toux. En dehors, vers l'aisselle, ils sont plus nombreux encore et se rapprochent du râle sous-crépitant fin.

En dehors et au-dessous de la fosse sous-épineuse, la respiration est très-rude et il y a plus de retentissement de la voix qu'à gauche.

A gauche, la respiration est un peu rude dans tout le poumon, principalement dans la fosse sous-épineuse, dans la fosse sus-épineuse il y a quelques craquements.

On voit que la maladie a fait des progrès très-rapides et très-inquiétants depuis le 9.

Traitement. — 25 centigr. d'hypophosphite de soude.

30 août. — Le malade prétend qu'il a mieux reposé, qu'il a moins sué et moins toussé.

Même traitement.

31 août. — Il a sué assez abondamment la nuit dernière, mais il dit que la toux a diminué et qu'il se sent plus fort. Il dit qu'il a mieux dormi et a pu se coucher un peu sur le côté gauche.

Même traitement.

1er septembre. — Il se sent plus fort, a de l'appétit et a mangé hier deux portions de pain. Il se couche mieux sur le côté gauche ; les sueurs ont un peu diminué. Pulsations, 60. Respirations, 24.

Traitement. — 0,30 d'hypophosphite de soude.

2 septembre. — Le mieux continue, il a bien dormi, s'est couché plus facilement à gauche, a moins toussé et moins craché ; les sueurs ont aussi été moindres.

Pulsations, 68. Il dit qu'il se sent la respiration beaucoup plus facile ; elle se fait 26 fois par minute.

Traitement. — 0,40 d'hypophosphite de soude. 2 portions.

3 septembre. — Il se couche sans gêne sur le côté droit. Il a peu sué, a très-bien dormi et a bien mangé ses deux portions. Pulsations, 60. Respirations, 25.

Traitement. — 0,50 d'hypophosphite de soude. Deux portions et 200 grammes de vin de Bordeaux.

4 septembre. — N'a pas sué du tout ; tousse à peine ; il y a très-peu d'expectoration ; il a bien dormi, se couche bien sur le côté gauche ; a eu une seule garde-robe naturelle. Il trouve que ses forces ont beaucoup augmenté. Il n'y a pas de redoublement du pouls le soir. A ma demande M. Bernard a l'obligeance de constater et de vérifier chacun de ces faits.

Même traitement, même régime.

5 septembre. — Il a bien dormi, n'a pas sué du tout, et l'appétit et les forces augmentent toujours. M. Axenfeld, aujourd'hui agrégé de la faculté, a constaté qu'hier au soir le pouls était à 64.

Même traitement.

6 septembre. — Le mieux continue ; plus de sueurs du tout ; l'expectoration et la toux ont presque cessé. Le malade demande trois portions, mais je crois qu'il est convenable d'attendre encore quelques jours avant de les lui accorder.

Traitement. — 0,70 d'hypophosphite de soude.

7 septembre. — Même état, même traitement.

8 septembre. — Même état.

Même traitement et trois portions.

9 septembre. — Le mieux continue, mais il se plaint d'éprouver, lorsqu'il veut se baisser, une forte douleur dans la fosse sus-épineuse gauche. Pas de sueurs, il tousse à peine ; l'expectoration est presque nulle et tout à fait salivaire.

Traitement. — 0,50 du sel de soude. Trois portions.

10 septembre. — Même état. Il n'y a plus d'expectoration. Les forces augmentent.

Même traitement.

11 et 12 septembre. — Même état et même traitement.

13 septembre. — Le mieux continue.

Traitement. — 0,60 du sel de soude.

14 septembre. — Il dit qu'hier il a mangé des choux qui lui ont fait mal. Il s'est levé, mais a eu froid et a été obligé de se recoucher. Du reste, il n'a pas sué ; il n'y a presque plus de toux, pas d'expectoration. Les selles sont naturelles.

Traitement. — 0,50 d'hypophosphite de soude. Trois portions.

15 septembre. — Même état.

Traitement. — 0,80 du sel de soude.

16 septembre. — Pas de sueurs ; tousse à peine, pas d'expectoration ; les forces ont beaucoup augmenté, ainsi que l'appétit.

Traitement. — 1,00 du sel de soude. *Quatre* portions.

17 et 18 septembre. — Même état, même traitement.

19 septembre. — Même état. Les cheveux tombent beaucoup, dit-il, depuis trois semaines.

Suspension du traitement ; même régime.

20 septembre. — De même. Pas de traitement. 4 portions.

21 septembre. — De même.

Traitement. — 0,25 du sel de soude.

22 septembre. — De même, même traitement.

23 septembre. — Se sent si bien qu'il demande une permission de sortie pour aller se promener.

24 septembre. — Il dit qu'hier il est allé jusqu'à la rue Saint-Honoré et s'est promené aux Tuileries. Il se sent très-bien ; il a bien dormi. Pas d'expectoration, et il tousse à peine.

25 septembre. — A ma demande, M. Bernard l'examine avec moi, et nous constatons ce qui suit :

Diminution de sonorité sous la clavicule droite dans une étendue de trois travers de doigt. Respiration rude et un peu soufflante dans la même région sans craquements, et un retentissement exagéré de la voix. A la base il y a un point où l'expansion vésiculaire se fait mal et où il y a peut-être quelques craquements. A gauche il y a en avant un peu de rudesse du bruit respiratoire.

En arrière la sonorité est à peu près égale des deux côtés : à droite, il y a dans les fosses sus et sous-épineuses un peu de faiblesse du bruit respiratoire sans craquements et sans retentissement de la voix.

On voit que l'état local s'est beaucoup amélioré.

Traitement. — 0,25 du sel de soude. Quatre portions.

26 Septembre. — Même état.

28 Septembre. — Même état, mais il tousse un peu plus depuis deux jours.

30 Septembre. — Depuis deux ou trois jours il tousse davantage, et hier au soir M. Guillot l'interne, en faisant sa visite, lui a trouvé de la fièvre, le pouls à 96, et un râle

muqueux dans le tiers supérieur du poumon droit. Ce matin en l'examinant, je constate ce qui suit :

Dans la région sous-claviculaire droite une diminution assez notable du bruit respiratoire sans râles ni craquements. En avant et à gauche, la respiration est un peu exagérée.

En arrière et à droite il y a de nombreux craquements humides occupant toute la hauteur du poumon et surtout nombreux et sensibles à la base.

A gauche il y a quelques râles sibilants faibles.

Actuellement il n'a pas de fièvre, le pouls est à 68. Il n'a pas sué pendant la nuit et l'appétit se maintient.

Traitement. — 0,40 du sel de chaux. Supprimer le vin, et donner 0,20 d'oxyde blanc d'antimoine.

1er Octobre. — M. Guillot lui a encore trouvé de la fièvre hier au soir. Il a aussi sué un peu. Ce matin le pouls est à 80 et la peau est un peu moite.

A l'auscultation je trouve que les râles ont un peu diminué en arrière et à droite. Au-dessous de la clavicule du même côté la respiration est plus nette qu'hier.

Même traitement. Quatre portions. Continuer l'antimoine.

2 Octobre. — Il continue d'aller mieux. Il a eu moins de toux, et moins de fièvre ; il n'y a pas d'expectoration. Il a sué à peine, et a bien dormi. La digestion se fait bien ; il dit qu'il a un appétit vorace, et que les quatre portions ne lui suffisent pas. Pouls, 68.

Traitement. — 0,40 du sel de chaux.

3 Octobre. — Dit qu'il a moins toussé ; pas d'expectoration. Ce matin, il a sué un peu de la tête et des mains.

A l'auscultation on trouve à peu près le même état qu'avant-hier, il y a des râles dans le poumon droit, sensibles surtout à la base. Pouls, 80.

Traitement. — 0,40 du sel de chaux. Pilule de 0,20 d'oxyde d'antimoine. 4 portions.

4 Octobre. — Pas de sueurs ; toux et expectoration diminuées. Pouls, 88.

Même traitement. même régime.

A cette date ayant été obligé de cesser le traitement des malades que M. Bernard avait bien voulu me confier, celui de ce patient a été suspendu.

Le 8 octobre. — Il a été examiné par M. Axenfeld, qui m'a remis la note suivante :

Des deux côtés respiration légèrement soufflante, expiration prolongée mais conservant en partie à gauche le moelleux de la respiration normale.

A droite il y a en avant quelques craquements ; en arrière, ils sont plus larges, plus retentissants et passant au râle caverneux. Dans le même point il y a une diminution de la sonorité et un retentissement marqué de la voix.

Le 16 octobre, M. le docteur Briquet veut bien, à ma demande, admettre ce malade dans son service, où il entre au n° 16 de la salle St.-Louis.

Le malade dit que, depuis qu'il a cessé le traitement, les sueurs ont recommencé, que la toux a augmenté, qu'il se sent moins fort et a moins d'appétit.

M. Briquet l'examine à ma demande et constate ce qui suit :

En arrière à droite dans les fosses sus et sous-épineuses petitgargouillement fort abondant, un peu d'expiration caverneuse dans le même point, matité. En avant et à droite rien.

En avant et à gauche rien de notable.

Rien à gauche et en arrière.

Traitement. — 0,50 d'hypophosphite de chaux.

17 Octobre. — N'a pas sué pendant la nuit dernière.

Traitement. — 0,60 d'hypophosphite de chaux.

18 Octobre. — Il continue d'aller mieux. Il ne sue plus, la toux a diminué. Pouls, 76.

Traitement. — 0,50 du sel de chaux. Quatre portions.

19 Octobre. — Même état et même traitement.

20 Octobre. — Plus de sueurs. Il dit qu'il tousse moins, et qu'il se sent plus fort.

Traitement. — 0,40 du sel de chaux. 4 portions.

21 octobre. — Même état, même traitement.

23 octobre. — Il se plaint d'une douleur fort vive dans la fosse sus-épineuse gauche, augmentant le soir et accompagnée d'une grande oppression et de beaucoup de toux.

Du reste pas de sueurs, pas de fièvre, pas d'expectoration.

Pas de traitement.

24 octobre. — Il dit que la douleur a été encore plus forte, mais que, du reste, il se sent bien.

Traitement. — 0,40 d'hypophosphite de chaux.

25 octobre. — Il dit que la douleur a été si vive et la gêne de la respiration si grande, qu'il n'a pas pu dormir et qu'il a été obligé de rester assis dans son lit toute la nuit. Il ajoute que du reste il se sent assez bien pour sortir et reprendre son travail : ce que je lui conseille de faire, parce que je pense que les souffrances dont il se plaint tiennent surtout à un état de pléthore et se dissiperont par l'exercice, ainsi que cela a eu lieu chez plusieurs malades, et notamment ceux des observations 9 et 16.

27 octobre. — Il sort de l'hôpital.

30 octobre. — Il vient chez moi pour continuer le traitement. Il a fait à pied le trajet depuis la rue saint Maur jusqu'à la rue Martignac ; il s'est senti un peu fatigué des jambes et un peu essoufflé, mais voilà tout. La nuit der-

nière il a eu quelques quintes de toux ; il n'a pas du tout
sué ; pas d'expectoration, et l'appétit est très-bon.

Traitement. — 40 centigr. d'hypophosphite de chaux.

31 octobre. — Il a eu hier son attaque d'oppression,
mais moins forte qu'avant-hier. Il n'a pas sué du tout pendant la nuit et il a très-bien dormi.

Pas de traitement.

6 novembre. — Depuis plusieurs jours la dyspnée a
disparu. La toux a beaucoup diminué, pas d'expectoration ; l'appétit est très-bon, ainsi que les forces ; pas de
sueurs la nuit ; il n'est plus essoufflé quand il marche, et
engraisse à vue d'œil.

Traitement. — Un gramme du sel de chaux.

7 novembre. — Il dit qu'il a aujourd'hui des douleurs
vagues qui lui courent par tout le corps.

Pas de traitement.

10 novembre. — Les douleurs continuent plus fort et
l'empêchent de marcher ; la dernière nuit il a beaucoup
sué de la poitrine ; il ne peut pas se coucher du côté gauche
parce qu'il éprouve un sentiment d'oppression très-fort.
Peu d'appétit ; il a beaucoup toussé.

Pas de traitement. Extrait thébaïque : 5 centigr.

11 novembre. — Il me fait dire qu'il ne peut pas sortir
de chez lui. Je m'y rends et je trouve qu'il a un rhumatisme articulaire sub-aigu des deux genoux.

Gonflement considérable des articulations ; rougeur
assez intense, douleur vive au toucher ; fièvre assez forte ;
soif ; langue blanchâtre. Rien au cœur.

J'ordonne le repos au lit, l'application d'un liniment
composé d'extrait de digitale et de belladone avec cata-
plasmes, diète, et un purgatif salin.

Suspension des hypophosphites.

Sous l'influence de ces divers moyens, le malade se

trouve en état de revenir chez moi reprendre le traitement spécial.

Le 24 novembre. — Aujourd'hui il dit qu'il tousse à peine ; qu'il n'expectore pas du tout ; qu'il ne sue pas du tout, que l'appétit est très-bon, ainsi que les forces. Il va à la selle tous les jours et a beaucoup engraissé.

A l'auscultation je trouve qu'il y a un peu de rudesse du bruit respiratoire au-dessous de la clavicule droite, mais dans tout le reste du poumon la respiration est parfaitement naturelle sans craquements d'aucune espèce, et sans retentissement anormal de la voix.

25 novembre. — Traitement, 50 centigr. du sel de soude.

27 novembre. — J'ai répété l'auscultation et j'ai trouvé les mêmes signes que le 24. Un de mes malades, M. G., élève en médecine de quatrième année, a trouvé, de son côté, la même chose.

Traitement. — 40 centigr. du sel de soude.

28 novembre. — Avant-hier il s'était mouillé et hier il a beaucoup toussé.

Traitement. — 60 centigr. d'hypophosphite de soude.

29 novembre.—Traitement, un gramme du sel de soude.

6 décembre. — Le traitement a été suspendu depuis 4 jours pour causes indépendantes du malade. Aujourd'hui il me dit qu'il tousse davantage depuis qu'il s'est mouillé.

A l'auscultation, je trouve quelques craquements sous la clavicule droite et de plus nombreux dans les fosses sus et sous-épineuses du même côté. Dans le reste de ce poumon, ainsi qu'à gauche, la respiration est naturelle et la sonorité normale.

Traitement. — Un gramme du sel de soude continué les jours suivants.

15 décembre. — Le malade continue toujours dans le même état, mais la toux, qui avait reparu à la suite de l'imprudence du 26 novembre, a de nouveau disparu ; quelques craquements, qui s'étaient aussi fait entendre, ont également cessé.

Le traitement est continué toujours à la même dose.

10 janvier. — Devant quitter Paris dans quelques jours, je l'examine pour la dernière fois, et je trouve ce qui suit :

Le malade est aussi fort, plus gros, et se sent aussi bien qu'avant de tomber malade la première fois ; s'il n'a pas repris ses travaux, c'est qu'il n'a pu trouver d'ouvrage ; il fait, du reste, la longue course depuis sa demeure jusque chez moi sans fatigue et sans être essoufflé ; à son retour il monte facilement jusqu'à sa chambre, qui est au sixième, sans éprouver de fatigue. A l'auscultation il y a quelque différence entre le bruit respiratoire au-dessous de la clavicule droite et celui qu'on entend à gauche, mais cette différence ne dépasse guère celle qu'on trouve quelquefois à l'état normal, et, pour une personne non prévenue, il serait à peu près impossible de dire lequel des deux poumons a été malade ; partout ailleurs je trouve le bruit respiratoire normal, ainsi que la sonorité.

Ce cas est, à mes yeux, non-seulement un des plus remarquables, mais aussi des plus importants, parce que l'état du malade a été constaté avant le commencement du traitement par plusieurs personnes dont les préventions n'étaient nullement en faveur du traitement. La marche aiguë de la maladie, l'arrêt subit de tous les symptômes généraux sous l'influence de la médication, leur reprise dès que celle-ci a été suspendue, leur nouvelle disparition quand on l'a recommencée, l'invasion d'un rhumatisme articulaire sub-aigu dans le cours d'une phthisie, tout cela est assurément quelque chose de nouveau. Le patient, du reste, se trouvait dans les meilleurs conditions pour faire voir les effets de la médication. La maladie était à son début, à marche aiguë, ayant déjà produit des désordres locaux considérables, mais *récents*; les symptômes généraux étaient des plus intenses, enfin il n'y avait pas de complications, et le diagnostic ne pouvait offrir de doute. Je regrette vivement, aujourd'hui, de n'être pas resté un mois de plus à Paris, pour continuer son traitement et faire constater de nouveau l'état dans lequel il se trouvait, par les personnes qui l'avaient vu au commencement. J'ignore s'il est resté dans le même état ou s'il y a eu rechute pendant l'hiver. Tout en le regardant comme guéri, je pense qu'il aurait été indispensable de le surveiller et de lui faire continuer le traitement par intervalles pendant quelques mois de plus.

### 9ᵉ Observation.

Eugène Maître, âgé de 17 ans, apprenti bijoutier, demeurant rue Michel-le-Comte, n. 34, né à Paris, non marié; entré à l'hôpital de la Charité, salle Saint-Félix, le 22 juin 1856.

Sa mère soufffre de la poitrine depuis qu'elle est accouchée de lui. Il a un jeune frère qui se porte bien. Il est le fils du malade qui fait le sujet de la 15ᵉ observation.

Il y a trois mois, à la suite d'un chaud et froid, il a commencé à tousser et a craché du sang en petite quantité.

Il y a 15 jours, il a eu un accès de fièvre qui a duré 24 heures sans point de côté; depuis lors il a maigri, a perdu un peu l'appétit, ses forces se sont considérablement amoindries, et il a beaucoup sué la nuit. Il a toussé et craché un peu, et n'a pas eu de diarrhée.

Entré à l'hôpital le 22 juin, il a été mis par M. Bernard à l'huile de foie de morue. Depuis, sous l'influence de ce traitement, la toux a diminué et les forces ont repris. Il avait une douleur dans le dos, au niveau de l'angle de l'omoplate droite, qui persiste aussi fort qu'avant de commencer le traitement par l'huile de foie de morue, et qui, dit-il, le gêne beaucoup. Il avait aussi une autre douleur en avant, au mamelon droit, laquelle a disparu.

4 juillet. — Voici à ce jour l'état du malade :

Constitution faible, lymphatique. Amaigrissement médiocre ; peu de toux, très-peu d'expectoration. Sueurs la nuit ; appétit bon, ainsi que les digestions. Pas de fièvre.

État local : diminution de la sonorité au-dessous de la clavicule droite, surtout à l'extrémité externe et dans une étendue d'environ 3 centimètres. A gauche, la sonorité est normale.

En avant à droite, la respiration est faible dans toute la hauteur du poumon, et il y a un retentissement considérable de la voix, surtout au-dessous de la clavicule. En avant à gauche, la respiration est exagérée, la voix est normale.

En arrière à droite, la sonorité est notablement diminuée dans toute la hauteur ; la respiration est très-faible dans la fosse sus-épineuse. Au niveau de l'épine de l'omoplate, il y quelques craquements humides. Dans le reste du poumon, la respiration est faible et la voix retentissante, surtout au niveau de l'épine de l'omoplate.

En arrière à gauche, la sonorité, la respiration et la voix sont à peu près normales.

Diagnostic. — Tubercules au premier degré dans tout

le poumon droit, avec induration du tissu de l'organe ; tubercules en voie de ramollissement au sommet.

Ces symptômes sont vérifiés et le diagnostic est confirmé par MM. Ch. Bernard, Brochin et Lebled. M. Bernard ajoute que l'intensité du retentissement de la voix lui fait soupçonner l'existence d'une excavation au niveau de l'épine de l'omoplate.

5 juillet. — Il commence le traitement spécifique aujourd'hui par 40 centigr. d'hypophosphite de chaux.

6 juillet. — 50 centigr. d'hypophosphite de chaux.

7 juillet. — Traitement. 40 centigr. d'hypophosphite de chaux.

M. Empis l'examine et constate l'existence des symptômes observés le 4 ; il porte le même diagnostic.

8 juillet. — 70 centigr. d'hypophosphite de chaux.

9 juillet. — 75 centigr. d'hypophosphite de chaux.

10 juillet. — Traitement, un gramme du sel de chaux.

Les sueurs ont complétement disparu depuis deux jours. Il n'y a ni toux ni expectoration. Le malade demande trois portions.

23 juillet. — Le mieux a continué, mais hier matin le malade a été pris de mal de tête et de fièvre, puis de sueurs; il attribue cela à ce qu'il s'est fait mal au bras, en portant le vin autour de la salle. Pouls à 100. Peau chaude, bouche mauvaise, pas d'étourdissements ; il a été une fois en diarrhée. On supprime le vin et l'eau vineuse.

25 juillet. — Il a eu encore de la fièvre l'après-midi, hier et avant-hier. Pas de toux ni d'expectoration, pas de point de côté. Bouche mauvaise, envies de vomir. L'auscultation ne fait rien découvrir, si ce n'est que la respiration est très-faible au sommet du poumon droit. Je prescris un vomitif d'un gramme d'ipécac. dans 30 grammes de sirop du même, et du bouillon.

26 juillet. — A vomi abondamment et a eu trois selles.

Il tousse un peu, parce qu'il a un picotement à la gorge ; pas de fièvre, pas de mal de tête. Pouls, 70.

28 juillet. — Se trouve bien.

29 juillet. — Le mieux continue.

30 juillet. — Ni toux ni expectoration ; il mange trois portions. Le pouls est à 64. Respirations, 18.

Traitement. — Un gramme d'hypophosphite de soude.

31 juillet. — Continue à aller mieux. Ne tousse plus, expectore un seul petit crachat, le matin, de la grosseur d'un pois.

Traitement. — Un gramme d'hypophosphite de soude.

5 août. — A l'auscultation je trouve que la respiration s'entend mieux à droite, que les craquements ont disparu et qu'il y a moins de retentissement de la voix.

6 août. — Le malade est examiné par M. Bernard, qui constate ce qui suit :

Tous les symptômes généraux ont disparu.

A droite, sous la clavicule et vers son extrémité externe, la sonorité est un peu moindre qu'à gauche.

En avant, la respiration est à peu près égale des deux côtés. La voix retentit un peu plus à droite.

En arrière à gauche, la respiration est un peu exagérée. A droite, dans la fosse sus-épineuse, il y a quelques rares craquements : dans le reste du poumon la respiration est normale. Il y a un peu de retentissement de la voix au niveau de l'épine de l'omoplate.

M. Bernard conclut en conséquence qu'il y a une amélioration notable.

7 août. — Même traitement, un gramme d'hypophosphite de soude.

15 août. — Il a eu hier et avant-hier des douleurs vagues et ambulantes dans les jambes, les bras et le tronc, débu-

tant par la région hépatique, et qui se sont terminées par un grand mal de tête, sans frissons et sans être suivies de sueurs. Il a eu deux garde-robes. — L'appétit s'est perdu. A l'auscultation on ne trouve rien, si ce n'est qu'à droite la respiration est un peu moins nette qu'il y a quelques jours.

16 août. — Hier il n'a pas eu de mal de tête, ni de fièvre ; il a mangé trois portions.

18 août. — Pulsations, 72. Respirations, 13.

Il sort de l'hôpital pour reprendre ses occupations, et il doit continuer le traitement chez moi.

19 août. — Le malade est venu chez moi ; je suspends le traitement spécifique pour quelques jours.

1er septembre. — Reprise du traitement, 50 centigr. d'hypophosphite de chaux.

Il dit qu'il est aussi fort et peut travailler aussi bien qu'avant le début de sa maladie, que son appétit lui est revenu aussi bon qu'à cette époque ; il ne tousse plus du tout ; il y a un peu d'expectoration muqueuse le matin. Pas de sueurs du tout ; une seule selle tous les jours. A l'auscultation la respiration est un peu faible au sommet du poumon droit, surtout en avant, sans craquements, la toux est normale. La résonnance de la voix est à peu près revenue à son état normal, surtout au niveau de l'épine de l'omoplate. La matité sous la clavicule droite a presque disparu.

3 septembre. — Traitement, 50 centigr. d'hypophosphite de chaux.

5 septembre. — Le malade a bien meilleure mine ; il a repris ses travaux depuis 15 jours. Il ne tousse plus ; le matin il expectore un ou deux petits crachats. Il dit qu'il est aussi fort et qu'il travaille tout à fait aussi bien qu'avant d'être malade. Il dit que pendant son séjour à l'hôpital il a grandi. Il a remarqué que jusqu'alors il grandissait

tout à coup d'une manière assez sensible, puis qu'il restait stationnaire, et que toujours pendant ces périodes de croissance il perdait les forces et l'appétit ; mais cette fois il a observé qu'il n'en avait pas été de même.

6 septembre. — Le mieux continue. Je suspends le traitement à partir du 7 (demain).

8 septembre. — Suspension du traitement spécifique pendant huit jours. Le malade continue d'aller bien.

9 septembre. — Continue d'aller bien. Crachats du matin tout à fait salivaires depuis trois jours.

12 septembre. — J'examine soigneusement le malade, et je trouve :

A la percussion, une résonnance égale des deux côtés de la poitrine, soit en avant, soit en arrière. A l'auscultation, la respiration à droite et en avant est aussi libre et aussi facile qu'à gauche ; elle est parfaitement moelleuse, et l'on entend très-nettement le murmure vésiculaire. En arrière à droite, la respiration est peut-être un peu moins distincte dans la fosse sous-épineuse ; mais, après avoir fait tousser le malade, elle se produit aussi nette qu'à gauche ; il n'y a aucune résonnance anormale de la voix ou de la toux, soit dans la fosse sous-épineuse, soit au niveau de l'épine de l'omoplate ; il n'y a ni râles ni craquements d'aucune espèce. A gauche la respiration est normale.

15 septembre. — Je fais examiner le malade par M. Bernard, qui trouve que la respiration est partout normale dans les deux poumons, sauf qu'elle est un peu rude au sommet du poumon droit, avec un peu de retentissement de la voix, et que l'expiration est un peu prolongée.

M. Axenfeld trouve, en outre, qu'il y a quelques craquements clair-semés en arrière et à droite, au niveau de la fosse sus-épineuse. Ces craquements ne se perçoivent que de loin en loin (pour ma part j'ai de la peine à les trouver) et sont très-faibles. M. Bernard et M. Axenfeld conviennent tous deux qu'il y a une amélioration tellement grande qu'il manque très-peu de chose pour dire que la guérison est complète, et que, si l'on n'était pas prévenu que le sujet avait été malade, on pourrait facilement admettre qu'il est parfaitement bien portant.

22 septembre. — Le malade continue à aller bien ; l'expectoration diminue encore.

Traitement. — Un gramme d'hypophosphite de soude.

23 septembre. — Toujours de même ; il dit qu'il s'aperçoit qu'il engraisse beaucoup ; sa barbe pousse, sa figure est très-pleine et rosée.

25 septembre. — Hier, il s'est beaucoup mouillé en venant ici par la pluie ; mais aujourd'hui il dit qu'il ne s'en ressent pas du tout et qu'il va très-bien.

Traitement. — Un gramme d'hypophosphite de soude.

29 septembre. — Tousse un peu depuis deux jours ; l'expectoration est la même ; le reste n'a pas changé. Pas de traitement.

30 septembre. — La toux continue toujours de même.

1er octobre. — La toux est un peu diminuée.

Traitement. — 40 centigr. d'hypophosphite de chaux.

2 octobre. — La toux continue ; pas de fièvre le soir, pas de sueurs la nuit. Ne crache pas davantage ; appétit et forces toujours bons.

Traitement. — 40 centigr. d'hypophosphite de chaux. Pilule d'antimoine 20 centigr., avec extrait thébaïque 1 centigr., le soir en se couchant.

3 octobre. — Toux beaucoup moindre ; pas de sueurs ; appétit et forces de même.

Traitement.— 40 centigr. d'hypophosphite de chaux, et pilule.

4 Octobre. — Pouls, 76. N'a pas toussé du tout. Expectoration, la même ; pas de sueurs. Appétit et forces toujours bons.

Traitement. — 40 centigr. d'hypophosphite de chaux, et pilule.

6 Octobre. — Plus de toux ; expectoration, la même. Pas de traitement spécifique, et pilule d'antimoine.

7 Octobre. — Comme hier, appétit un peu diminué. Même traitement.

8 Octobre. — Pas de toux, et expectoration, la même. Appétit de même.

Traitement. — 60 centigr. d'hypophosphite de chaux.

13 Octobre. — A craché une fois ce matin. Appétit, le même ; pas de toux.

Traitement. — 60 centigr. d'hypophosphite de chaux.

15 Octobre. — L'appétit reprend un peu. Ne crache pas du tout. Il n'y a pas de toux, pas de sueurs ; il se sent très-fort et travaille aussi bien qu'avant d'être malade.

Je l'examine et je constate ce qui suit :

A gauche, la respiration, la sonorité et la voix sont parfaitement normales, tant en avant qu'en arrière.

A droite la sonorité est normale ; au-dessous de la clavicule il y a un grand retentissement de la voix, surtout en dehors, mais la respiration est normale, tant à l'expiration qu'à l'inspiration.

A droite en arrière la sonorité à la percussion est égale des deux côtés ; la respiration est semblable à celle qui s'entend à gauche, sans rudesse, sans craquements et sans retentissement de la voix.

A gauche il n'y a rien.

16 Octobre. — Je fais examiner le malade par M. Bernard, qui trouve au sommet à droite et en avant un retentissement notable de la voix ; et un peu d'expiration

prolongée, rien en arrière. A gauche en avant M. Bernard trouve la respiration normale ; en arrière il croit entendre quelques petits craquements qui pour moi ne sont pas sensibles, non plus qu'à M. Potain ; néanmoins, pour plus de sécurité, je fais continuer le traitement. Il est possible que l'émotion très-vive qu'éprouvait le malade ait pu influer quelque peu sur l'état de la respiration.

Traitement. — 40 centigr. d'hypophosphite de chaux.

18 octobre. — J'ai su aujourd'hui par le père du malade, lui-même atteint de phthisie et dont le frère a succombé à cette affection il y a 18 mois, que la mère du malade tousse depuis 10 ans, et que sa grand'mère du côté maternel est morte de la poitrine.

20 octobre. — L'appétit augmente.

Traitement. — 40 centigr. d'hypophosphite de chaux.

21 octobre. — Traitement, 40 centigr. d'hypophosphite de chaux.

23 octobre. — Traitement, 40 centigr. d'hypophosphite de chaux.

24, 25, 27 octobre. — Traitement, 40 centigr. d'hypophosphite de chaux.

27 novembre. — J'examine le malade, et je ne trouve aucune différence entre les deux côtés de la poitrine soit à l'auscultation, soit à la percussion. Il cesse le traitement.

Au mois de janvier, quelques jours avant de quitter Paris, je revois le patient, et je constate encore l'absence complète des signes physiques. Quant à l'état général, non-seulement il paraît jouir d'une santé parfaite, mais il est fort, robuste et très-coloré.

# DEUXIÈME SÉRIE

CAS DANS LESQUELS IL Y A EU AMÉLIORATION SANS RÉSULTAT
DÉFINITIF PAR SUITE DE L'INTERRUPTION DU TRAITEMENT.

## 10ᵉ Observation.

Mʳˢ T...., âgée de 26 ans, née aux États-Unis, habitant
l'île de Cuba depuis une année environ, mariée.

6 mars 1855. — Cette dame me dit qu'elle est malade
depuis dix-huit mois. A cette époque elle a commencé à
tousser, elle a craché une ou deux fois le sang, elle a maigri et a perdu de ses forces ; l'appétit a aussi diminué. On
lui conseilla alors de venir dans les pays chauds ; ce qu'elle
fit, et elle alla habiter la campagne jusqu'au mois dernier.
Pendant les premiers temps de son arrivée sa toux avait
diminué, mais elle n'avait jamais cessé complétement ; les
forces n'avaient pas non plus augmenté, mais elle cra-
chait moins et l'appétit était un peu revenu. Il n'y a jamais
eu dans sa famille de personnes atteintes de la même maladie.

Depuis six mois environ son affection s'est aggravée ;
la toux a de nouveau augmenté, l'expectoration est devenue très-abondante ; elle a des sueurs très-copieuses, la
nuit, principalement du cou et de la poitrine ; ses règles
sont supprimées depuis quatre mois ; elle s'est alors décidée à venir à la Havane pour se mettre entre mes mains.

Aujourd'hui je constate l'existence de tous les symptômes généraux dont elle me parle. L'expectoration est muco-purulente, et remplit à peu près les trois quarts d'un verre; elle se compose d'un liquide transparent, dans lequel nagent des mucosités jaunâtres, dont quelques-unes sont arrondies et tombent au fond du vase. L'amaigrissement est considérable et la faiblesse très-grande; il y a peu d'appétit, pas de diarrhée, mais de la constipation. Le facies est très-pâle et abattu, les yeux cernés, et l'attitude de la malade est très-caractéristique.

A la percussion, je trouve une différence assez notable entre les deux régions sous-claviculaires; le son est plus clair à gauche; en arrière, la sonorité est à peu près égale des deux côtés.

A l'auscultation, je trouve des craquements humides nombreux, occupant environ le tiers supérieur du poumon droit tant en avant qu'en arrière; dans le reste de ce côté, il y a une grande exagération du bruit respiratoire, sensible surtout en avant, et un retentissement de la voix plus marqué que du côté gauche. A gauche, il y a également ment des craquements dans la fosse sus-épineuse et sous la clavicule, mais moins nombreux et moins étendus qu'à droite, sans retentissement de la voix.

Diagnostic. — Tubercules au 2e degré au sommet des deux poumons; ramollissement avancé, surtout à droite.

La malade a pris de l'huile de foie de morue à différentes reprises, depuis le commencement de sa maladie, mais sans en retirer grande amélioration; je lui en fis prendre de nouveau, mais au bout de 10 ou 12 jours je fus obligé de la suspendre, parce qu'elle lui paraissait trop répugnante. J'essayai alors de divers traitements, tels que les inspirations d'iode, celles d'une solution d'atropine, les inspirations hydrosulfureuses, les carbonates alcalins, le sulfuré de calcium. Aucun de ces moyens ne paraît exercer la moindre influence sur l'état de la malade. Pendant quelques jours le bi-carbonate de potasse sembla diminuer un peu la toux, mais il se déclara de la diarrhée, et je fus obligé d'en suspendre l'usage.

Le 28 avril 1855, encouragé par l'effet produit chez les malades des observations 1 et 21, je me décide à lui administrer l'hypophosphite de chaux. A ce moment la malade est dans un état de faiblesse extrême, pouvant à peine se soutenir sans appui; le facies est très-pâle et abattu, l'appétit presque nul, les sueurs excessives. Il y a de la diarrhée depuis quelques jours. A l'examen de la poitrine, je trouve à peu près les mêmes signes que lorsque je la vis pour la première fois, mais les craquements sont plus nombreux et plus abondants, surtout à droite.

Traitement. — Hypophosphite de chaux, 4 grains (20 centigrammes.)

29 avril. — La malade prétend qu'elle est mieux, qu'elle a mieux dormi, que sa toux a été moins fatigante.

Même traitement.

30 avril. Elle a mieux dormi, elle a moins sué et moins toussé; elle dit qu'elle se sent de l'appétit.

Traitement. — Hypophosphite de chaux, 6 grains (30 centigrammes.)

1er mai. — La malade dit qu'elle a sué beaucoup moins, qu'elle a moins toussé; l'expectoration est sensiblement moindre, elle se sent plus forte et a de l'appétit. Elle demande à faire une promenade en voiture, j'y consens à la condition qu'on la portera dans une chaise pour descendre et remonter l'escalier.

Même traitement.

2 mai. — La promenade d'hier l'a un peu fatiguée, mais elle se sent beaucoup mieux, elle a bien dormi, a très-peu

sué et a craché beaucoup moins. Elle dit qu'elle est très-
forte et qu'elle a bon appétit.

Même traitement.

3 mai. — Elle est encore sortie hier. Elle se sent beau-
coop plus forte, elle a beaucoup d'appétit, elle a très-peu
sué. Elle n'a pas de diarrhée, et depuis deux jours elle a
une garde-robe naturelle chaque jour.

Même traitement,

4 mai. — Elle marche bien dans son appartement, sans
appui; elle se promène sur le balcon, mange à la table de
l'hôtel, et se trouve en tout beaucoup mieux.

A l'auscultation, je trouve à peu près les mêmes signes
que précédemment, mais les craquements sont moins humides, moins nombreux et entremêlés de quelques râles
sibilants.

Même traitement.

15 mai. — Le traitement a été porté à la dose de 10 grains
(50 centigr.). Tous les symptômes généraux se sont amen-
dés ou ont disparu. Le facies de la malade est à peine reconnaissable; les sueurs ont cessé complétement; la toux est
diminuée de beaucoup, l'expectoration de plus de moitié.
L'appétit est très-bon, les garde-robes naturelles, les forces
très-augmentées, au point que la malade sort tous les jours
en voiture, et monte et descend seule l'escalier de la maison.

29 mai. — Le mieux s'est toujours soutenu jusqu'à ce
jour sans interruption aucune; mais la malade, redoutant
le séjour de la Havane pendant l'été, à cause de la fièvre
jaune, et se sentant d'ailleurs, dit-elle, presque guérie,
se décide à retourner aux États-Unis. Je cherche à l'en dis-
suader, sans cependant trop insister, pour plusieurs raisons
faciles à comprendre.

A l'examen, je trouve que les deux poumons sont à peu
près dans le même état que lors du dernier examen; il me

paraît cependant qu'à droite les craquements sont moins
nombreux encore qu'à cette époque. A gauche ils ont disparu sous la clavicule ; on en entend encore d'assez nombreux dans la fosse sous-épineuse.

Quel eût été le résultat final du traitement chez cette
malade ? Je n'hésite pas à croire que, si elle fût restée
à la Havane, les tubercules auraient été peu à peu éliminés,
et qu'elle aurait guéri complétement peut-être ; peut-être
serait-il resté une excavation. Je n'ai plus eu de ses nouvelles, mais je crains que le changement de climat et la
suspension du traitement n'aient ramené de nouveau les
symptômes qui venaient de disparaître et que la maladie
n'ait suivi son cours naturel.

### 11ᵉ Observation.

Don Carlos B..... âgé de 42 ans, né à la Havane,
marié.

La maladie a commencé il y a quatre ans pendant l'hiver par de la toux, une expectoration peu abondante et
quelques crachements de sang ; depuis lors elle a fait des
progrès assez sensibles, mais lents. Il s'est fait soigner par
moi pendant plusieurs mois il y a deux ans. A cette
époque j'avais trouvé quelques tubercules en voie de se
ramollir lentement au sommet du poumon gauche, de l'emphysème à la base du même poumon et un rétrécissement
avec insuffisance de l'orifice aortique. Le traitement que
je lui avais fait suivre à cette époque n'avait pas produit
d'effet bien appréciable, et le malade l'avait discontinué au
bout de quelques mois.

Aujourd'hui, 5 juin 1855, le malade me dit que depuis
lors ses forces ont toujours été en s'amoindrissant ; la toux

est devenue beaucoup plus fréquente, il a des accès d'asthme presque toutes les nuits, il est très-oppressé et très-essoufflé quand il marche, au point qu'il a été obligé de quitter son emploi et qu'il est aujourd'hui en instance pour demander sa retraite. Il n'a pas eu d'hémoptysie depuis cette époque, mais il a beaucoup maigri et il a perdu presque complétement l'appétit. Il sue la nuit du cou et de la poitrine ; l'expectoration muco-purulente est assez abondante et entremêlée de nombreux crachats de bronchite.

L'aspect du patient est celui d'une personne atteinte d'une affection cardiaque avancée, l'amaigrissement est très-considérable, les yeux profondément cernés, les lèvres violettes, la respiration anxieuse et bruyante.

A l'examen je trouve les signes suivants.

A la percussion il y a une matité assez considérable, occupant environ le tiers supérieur du poumon droit tant en avant qu'en arrière ; au-dessous de cette limite la résonnance est au contraire exagérée, et la même augmentation de sonorité se retrouve dans tout le côté gauche.

A l'auscultation, on entend à droite au-dessous de la clavicule et dans les fosses sus et sous-épineuses des craquements humides gros et nombreux, ayant presque le caractère de râles muqueux ; au-dessous la respiration est très-faible tant en avant qu'en arrière ; elle l'est également dans toute l'étendue du côté gauche où elle est entremêlée de quelques râles sibilants. Des deux côtés le bruit expiratoire est très-fort, tandis qu'au contraire l'inspiration est presque nulle.

Au cœur on entend un souffle assez rude remplaçant presque complétement le premier bruit, suivi d'un autre souffle plus doux, mais qui ne masque pas complétement celui du second temps. Ces bruits ont leur maximum à la base et se prolongent surtout dans la direction de la crosse aortique. Le pouls est petit et ondoyant.

Le diagnostic était assez compliqué; mais après réflexion, je crus que le seul moyen d'expliquer tant les symptômes généraux que les signes physiques et la marche de la maladie, était de l'établir comme je l'avais déjà fait dans les termes suivants.

Tubercules au deuxième degré occupant tout le sommet du poumon droit; insuffisance et rétrécissement aortiques, emphysème.

Le même jour je mets le malade au traitement de 4 grains (20 centigr.) d'hypophosphite de potasse, continués les jours suivants à la même dose, et de plus,

Teinture éthérée de digitale, 10 gouttes, trois fois par jour.

19 juin. — Les accès d'asthme ont beaucoup diminué d'intensité et de fréquence; l'appétit est revenu, les sueurs ont cessé complétement, les quintes de toux sont beaucoup moins fatigantes, les forces ont augmenté notablement, il y a moins de gêne pour respirer et surtout pour marcher.

A l'auscultation je retrouve les mêmes signes qu'au commencement du mois, moins les râles sibilants qui s'entendaient du côté gauche et qui ont complétement disparu.

Le même traitement, porté à 10 gr. (50 centigr.), a été suivi avec quelques suspensions jusqu'au 27 août. A cette date le malade était dans l'état suivant.

Facies beaucoup meilleur, mais les lèvres sont toujours violettes; les accès d'asthme ont presque cessé; la toux est assez rare, l'expectoration est moins abondante et se fait facilement; l'appétit est aussi bon qu'il l'a jamais été; les forces sont revenues au point que le malade peut s'occuper de ses affaires. A l'examen je retrouve les mêmes signes qu'au mois de juin. Le bruit inspiratoire est toujours très-faible, surtout à gauche, avec expiration plus intense et plus prolongée. Les bruits du cœur sont toujours accompagnés du double souffle. Au sommet du poumon droit, les craquements paraissent plus nombreux et avoir encore davantage le caractère du râle muqueux.

Le malade se trouvant assez bien pour entreprendre un voyage que réclamaient ses affaires, je cessai de le voir à cette époque. Je l'engageai à continuer l'emploi de la teinture de digitale.

Le 27 décembre il revint me trouver. A cette date il était à peu près dans le même état qu'au mois d'août en ce qui regarde les signes physiques ; les symptômes généraux étaient moins satisfaisants ; avec le retour du froid sa toux avait augmenté de nouveau, la respiration s'était embarrassée davantage, il avait eu des retours assez fréquents de son asthme. Tout cela cependant était loin d'offrir la même intensité qu'avant de commencer le traitement. Le facies d'ailleurs était assez bon, l'appétit s'était conservé, et les forces n'étaient pas beaucoup diminuées. Je le remis immédiatement au même traitement de l'hypophosphite de potasse, qui fut continué par intervalles jusqu'à mon départ, au mois de mars 1856.

A cette date il était à peu près dans le même état, les accès d'asthme ne revenaient que rarement, les quintes de toux étaient peu fréquentes, l'appétit et les forces bons, le ramollissement du dépôt tuberculeux au sommet du poumon droit s'opérait toujours lentement, mais les symptômes d'asphyxie indiqués par la coloration bleuâtre des lèvres et par la fréquence des mouvements respiratoires étaient plus prononcés. Les bruits du cœur étaient à peu près dans le même état. Il n'y avait pas d'œdème.

La seule observation que je désire faire sur ce cas, c'est

que l'hypophosphite de potasse, tant dans ce premier cas
que dans quelques autres où je l'ai employé depuis, m'a paru
avoir pour effet spécial d'augmenter l'expectoration et de
hâter le ramollissement des tubercules. Sous ce rapport
il se rapproche de celui d'ammoniaque. Les effets généraux paraissent être les mêmes que ceux des hypophosphites à base de chaux et de soude.

### 12e Observation.

Dona E. R....., âgée de 19 ans, née à Santiago de Cuba,
mariée.

Cette jeune dame m'est amenée à la Havanne le 1er décembre 1855, avec les renseignements suivants.

Sa mère et son père ont tous deux succombé à une affection de poitrine. Elle est enfant unique. Elle a toujours
été faible et délicate. Il y a deux ans, comme on craignait
pour sa santé, on lui fit faire un voyage en Europe, où elle
passa un an et parut se rétablir. Elle s'est mariée il y a un
an, et peu de mois après elle a commencé à ressentir les
premières atteintes du mal dont elle souffre aujourd'hui.
L'affection paraît avoir débuté il y a six mois, sans cause
connue; par une légère toux qui a augmenté peu à peu, et
à laquelle sont venus ensuite se joindre les autres symptômes. Pendant quatre mois elle a pris de l'huile de foie
de morue sans en retirer aucun avantage; depuis deux
mois environ, elle la vomissait chaque fois qu'elle essayait
de la prendre. Les règles sont supprimées depuis cinq
mois, et elle se trouve aujourd'hui dans l'état suivant :

Attitude très-abattue, amaigrissement et faiblesse extrê-
mes; elle peut à peine marcher; grande pâleur. La voix
est presque éteinte, mais plutôt à cause de l'extrême fai-

blesse que par suite de quelque affection locale. Elle ne souffre pas du larynx. Elle a tous les jours un frisson très-fort suivi de froid qui dure quelquefois deux heures, et ensuite d'une forte chaleur.

La toux est très-fréquente, elle la fatigue beaucoup et l'empêche de dormir; il se passe rarement une demi-heure soit de nuit soit de jour sans qu'elle ait une quinte.

L'expectoration muco-purulente, très-abondante, entremêlée de gros crachats nummulaires, remplirait au moins trois verres à vin dans les 24 heures. La nuit elle sue beaucoup du cou et de la poitrine; l'appétit est nul, et il y a une légère constipation.

A l'examen de la poitrine je trouve une grande résonnance à peu près égale des deux côtés, plus sensible en avant, mais partout plus exagérée qu'à l'état normal.

A l'auscultation j'entends de gros râles caverneux de dimensions et d'intensité variables, occupant toute la hauteur du poumon gauche tant en avant qu'en arrière. Dans aucun point on ne perçoit le bruit respiratoire seul.

A droite on entend également en avant et en arrière les mêmes râles occupant environ le tiers supérieur de ce côté; c'est seulement dans les deux tiers inférieurs qu'on peut entendre un bruit respiratoire très-exagéré et assez rude. La voix est si faible qu'elle ne présente à l'auscultation rien de notable. La toux a par endroits le caractère caverneux.

Diagnostic. — Tubercules au 2e degré et cavités multiples occupant tout le poumon gauche et le sommet du poumon droit.

Le traitement fut commencé le 10 décembre par 5 grains (25 centig.) d'hypophosphite de chaux.

11 décembre. — Elle a passé une meilleure nuit. Elle a eu hier un grand frisson à une heure de l'après-midi, et le froid a duré jusqu'à 3 heures.

Même traitement.

12 décembre. — La nuit a été plus agitée. Une garde-robe. Elle a peu d'appétit. Le frisson hier l'a prise à 3 heures.

Même traitement.

13 décembre. — La nuit n'a pas été très-bonne, mais elle a moins sué. Une garde-robe; l'appétit augmente. Hier, dans l'après-midi, le frisson a été beaucoup moins fort.

Même traitement.

14 décembre. — Elle a beaucoup toussé pendant la nuit, mais ce matin elle est moins triste qu'avant de commencer le traitement. Elle a eu trois selles en diarrhée.

Traitement. — 8 grains (40 centig.) d'hypophosphite de chaux. Bismuth, 10 grains (50 centigr.).

15 décembre. — La nuit a été assez bonne. Elle a sué à peine; l'expectoration aussi est moins purulente, quoique toujours très-abondante.

Même traitement.

16. décembre. — Elle a passé une bonne nuit. Une seule garde-robe. Elle dit qu'elle se sent beaucoup mieux.

Même traitement.

17 décembre. — Même état qu'hier.

Même traitement.

18 décembre. — Elle a mangé hier de l'ananas qui lui a donné de fortes coliques pendant la nuit. Pas de diarrhée.

Même traitement.

19 décembre. — Elle a toujours un peu de fièvre le soir.

Traitement. — Hypophosphite de chaux, 15 grains (75 centigr.).

20 décembre. — L'appétit a beaucoup augmenté. Elle a tous les jours une seule garde-robe naturelle; la nuit elle sue à peine; la toux et l'expectoration ont aussi diminué.

26 décembre. — Le mieux continue, et la dose de l'hy-pophosphite de chaux a été augmentée graduellement. Aujourd'hui elle en prend jusqu'à 30 grains (1ᵍʳ,50) en deux doses, l'une le matin, l'autre le soir.

27 décembre. — Aujourd'hui elle se plaint de gêne dans la respiration; elle a vomi deux fois pendant la nuit.

Suspension du traitement.

28. Décembre. — Toujours un peu de gêne dans la res-piration.

Pas de traitement.

29 décembre. — La gêne de la respiration a disparu.

Traitement. — Hypophosphite de chaux, 20 grains (un gramme).

1856, le 10 janvier. — Tous les symptômes se sont amen-dés. — La fièvre a disparu depuis trois jours. L'appétit a augmenté considérablement, les digestions se font bien. Les forces se sont relevées ; les sueurs nocturnes ont presque cessé. La toux, ainsi que l'expectoration, a beau-coup diminué. Le facies est infiniment meilleur, la tris-tesse a disparu, et elle a souvent des accès de gaieté.

A l'auscultation, on n'entend presque plus de râles dans le poumon gauche; la respiration y paraît faible ou nulle suivant les points qu'on examine. A droite, on entend en-core quelques râles au sommet, tant en avant qu'en ar-rière; dans le reste de ce côté, la respiration est forte-ment exagérée. Depuis deux jours, elle se plaint d'un point de côté modéré à la base du poumon droit, ce qui m'a fait de nouveau suspendre le traitement.

12 janvier. — Reprise du traitement à la dose de 20 grains un gramme par jour. Le mieux continue; elle peut sortir tous les jours en voiture et fait des promenades de deux et de trois heures.

9 janvier. — Le traitement, sauf une suspension d'un

jour, a été continué à la même dose. La malade est toujours dans le même état.

Elle n'a plus de fièvre depuis près d'un mois; elle est seulement un peu moite la nuit. L'appétit est ce qu'on peut appeler prodigieux pour une femme petite et faible comme elle l'est ; elle dit n'en avoir jamais eu de pareil, et en effet je la vois souvent manger plus que moi.

A l'auscultation, on trouve à peu près les mêmes signes qu'à l'examen du 10 janvier.

12 février. — La malade est toujours dans un état des plus satisfaisants. Plus de fièvre, ni de sueurs, ni de diarrhée. Le facies n'est plus reconnaissable. Sa voix est revenue ; la toux est tellement diminuée qu'elle est quelquefois plusieurs heures sans en avoir. L'expectoration est diminuée des trois quarts, et ne consiste plus qu'en quelques petits pelotons nummulaires, au nombre d'une quinzaine dans les 24 heures, nageant dans un liquide transparent. Elle a toujours un très-grand appétit, les digestions se font bien; elle a une garde-robe tous les jours.

20 février. — Même état. Même traitement.

1er mars. — Elle a continué le traitement à peu près aux mêmes doses de 20 grains un gramme par jour, avec quelques intervalles, et l'amélioration s'est soutenue sans interruption.

8 mars. — Son mari, étant obligé par ses affaires de quitter la Havane, se décide à la ramener avec lui à Santiago de Cuba.

Je l'examine de nouveau avant son départ, et je constate que le facies et l'aspect de la malade sont infiniment meilleurs. Elle a un grand appétit, elle est beaucoup plus forte ; les digestions se font régulièrement. La fièvre a cessé depuis longtemps, elle a quelquefois seulement un peu de moiteur la nuit. La toux est peu fatigante ; l'expectoration est très-peu abondante.

A l'auscultation et à la percussion, je retrouve à peu près les mêmes signes que lors du dernier examen, c'est-à-dire que dans tout le poumon gauche il y a une grande faiblesse du bruit respiratoire, avec quelques bruits de frottement et un retentissement marqué de la voix ; il n'y a ni râles ni gargouillement.

A droite, il y a sous la clavicule et dans les fosses sus et sous-épineuses de gros craquements secs, entremêlés de rhonchus sonores, disparaissant momentanément après la toux ; retentissement de la voix. Dans le reste du poumon, la respiration est très-exagérée, sans trop de rudesse.

Tel est l'état dans lequel je laissai cette intéressante malade. C'est peut-être le cas qui m'a le plus frappé de tous ceux que j'ai traités. En présence de pareilles lésions, je ne pouvais même songer à obtenir une guérison ; mais en voyant l'amélioration se continuer ainsi sans interruption pendant plus de trois mois, les signes généraux disparaître, les signes locaux se modifier, je ne pus que regretter vivement de voir le traitement ainsi interrompu.

La malade mourut, à son retour à Santiago, environ six semaines après avoir quitté la Havane. Je n'ai pu savoir si pendant ce temps il y avait eu recrudescence ou retour des symptômes généraux ; j'ai seulement appris qu'elle avait été trouvée morte dans son lit.

En rapprochant ce cas de quelques-uns de ceux traités en Europe, et surtout de celui de la 30e observation, on verra combien le séjour des pays chauds peut avoir une influence favorable sur la marche de la phthisie, *lorsqu'une fois la diathèse est changée,* soit par le traitement, soit par la cessation des causes qui l'entretiennent.

Pour moi, en effet, l'influence des climats sur la phthisie, influence sur laquelle il a été tant disserté, peut s'expliquer par un seul mot : moins il y aura dans un pays de causes favorables à la production des phlegmasies pulmonaires, mieux les phthisiques s'y trouveront, et plus ils auront de chances de guérir, en supposant que le dépôt morbide ait cessé de se faire.

C'est aussi de cette façon que s'expliquent, je le crois, ces différences dans la marche de l'affection tuberculeuse des poumons, qui n'ont pas manqué de frapper tous ceux qui ont exercé quelque temps dans les pays tropicaux.

Dans ces pays, en effet, la phthisie se montre ou plus aiguë ou beaucoup plus chronique que dans les latitudes tempérées. Les phthisies galopantes n'y sont pas rares, surtout chez les jeunes sujets; non plus que chez les sujets plus âgés, celles dont la durée peut se compter par années.

Selon moi, cela dépend de ce que, comme la plupart des évolutions morbides, celle du dépôt tuberculeux s'opère plus rapidement dans les pays chauds, et alors, si la diathèse persiste, la maladie arrive plus vite à son terme fatal. Lorsqu'au contraire, après une action plus ou moins courte, les causes qui font naître la dyscrasie viennent à cesser, soit complétement, soit seulement d'une manière partielle, la transformation du dépôt morbide, qui, je le répète, s'effectue d'autant plus lentement que le sujet est plus avancé en âge, s'opérera dans les meilleures conditions possibles, et soit qu'elle ait pour résultat la résorption, la crétification ou l'élimination, elle se fera d'autant mieux qu'aucune inflammation des tissus pulmonaires déjà malades ne viendra l'entraver ou provoquer une nouvelle poussée de tubercules.

C'est là, je le crois, en quelques lignes ce qu'il y a de réellement fondé dans tout ce qu'on a dit et écrit sur les

climats antiphthisiques. Quant à l'antagonisme de la phthisie avec d'autres maladies, et notamment avec les pyrexies
paludéennes, c'est une question différente et dont je ne
veux pas entreprendre ici la discussion.

### 13ᶜ Observation.

Pauline L......, âgée de 15 ans, tapissière.

Cette malade m'a été adressée par M. le docteur Lemaire, ancien chef de clinique de M. le professeur Bouillaud, dans les termes suivants :

26 juillet 1857. — « Je vous adresse la jeune malade
« dont je vous ai parlé ce matin. Malheureusement, de-
« puis que je l'ai vue, la maladie a fait des progrès
« effrayants.

« La caverne, qui était, au commencement de l'hiver,
« exclusivement limitée au sommet droit, s'étend aujour-
« d'hui au-dessous du mamelon.

« Matité dans toute la partie antérieure du côté droit,
« tintement de pot fêlé, souffle caverneux, gargouille-
« ment énorme. Voilà pour les signes physiques. Amai-
« grissement considérable, un léger mouvement fébrile le
« soir *seulement;* insomnie et toux opiniâtre, surtout pen-
« dant la nuit. »

J'examine la malade et je note, outre ce qui est consigné dans le billet de M. Lemaire, ce qui suit :

A gauche la respiration est rude dans toute la hauteur,
en avant et en arrière ; il y a quelques râles sibilants rares
en arrière. Elle me dit qu'elle a des sueurs nocturnes très-
abondantes. Depuis 9 mois les règles sont supprimées,
elle les avait eues cinq ou six fois, mais mal et peu abondantes.

L'appétit est nul; elle souffre de coliques depuis le commencement de sa maladie.

Pendant 6 mois elle a eu la diarrhée, qui a cessé depuis 2 mois seulement. Elle a encore des coliques.

Elle est dans un état d'épuisement extrême ; elle est venue en voiture et a pu à peine monter l'escalier du premier étage pour arriver chez moi. Pouls, 112.

Traitement le même jour. — Hypophosphite de chaux, 40 centigr.

28 juillet. — Même traitement.

Mardi 29. — Quelques crachats sanguinolents. Les sueurs ont diminué.

Même traitement.

Mercredi 30. — A passé une très-bonne nuit presque sans tousser. Les sueurs ont complétement cessé. L'expectoration a beaucoup diminué, et les forces ont augmenté.

2 août. — A passé toute la nuit sans tousser. N'a plus de fièvre le soir. Je fais supprimer un vésicatoire qu'elle avait au bras depuis un an.

12 août. — Légère hémoptysie d'environ 8 grammes, du reste, sous tous les autres rapports, mieux sensible.

Même traitement et de plus 05 centigr. d'oxyde blanc d'antimoine chaque soir.

Le 13 août. — L'hémoptysie a cessé.

Toujours le même traitement.

Le 16 août. — Supprimer l'antimoine.

1er septembre. — La malade a continué à aller mieux.

Le traitement a toujours été le même, savoir l'hypophosphite de chaux porté à la dose de 50 centigr. par jour.

Aujourd'hui elle n'a plus de sueurs la nuit ; elle tousse beaucoup moins ; l'expectoration a aussi beaucoup diminué ; l'appétit est aussi bon que lorsqu'elle était bien portante.

Elle n'a qu'un peu de fièvre le soir de temps en temps ; pas de frisson, pas de mal de tête, plus de diarrhée du tout ; pas de douleurs de ventre. Elle digère bien et a une selle tous les jours. Les forces ont beaucoup augmenté. Autrefois elle ne pouvait pas se coucher sur le côté gauche, maintenant elle le fait sans gêne. La respiration est beauboup plus facile ; hier, elle a monté deux fois au quatrième sans s'être sentie fatiguée. Aujourd'hui elle est venue à pied depuis Notre-Dame jusque chez moi (vis-à-vis du Ministère de la guerre), et elle se sent si peu fatiguée qu'elle compte s'en retourner de même.

Le 3 septembre. — Hier il a beaucoup plu et le temps s'est refroidi tout-à-coup : la nuit, elle a beaucoup toussé et craché ; elle a peu dormi. Elle n'a pas de sueurs du tout ni de douleurs de côté. Ce matin elle a eu quelques crachats striés de sang. Pas de céphalalgie ni de fièvre. Pouls, 100. Respiration râlante, 30 par minute.

Je l'examine et constate ce qui suit :

Matité considérable dans toute la hauteur du côté droit. En avant, à droite, respiration et voix caverneuse intenses dans les deux tiers supérieurs. A la base, gargouillement très-fort. A gauche, respiration très-rude et sèche, surtout à la base. Quelques râles sibilants après la toux.

En arrière à gauche, un ou deux râles sibilants dans la fosse sus-épineuse ; dans le reste du poumon, la respiration est plus souple qu'en avant. A droite en arrière, gargouillement énorme dans toute la hauteur.

Elle prendra ce soir une des pilules suivantes :

R. Oxyde blanc d'antimoine........... 0,50  
Baume de Tolu................. 1,00

pour 10 pilules.

Suspension de l'hypophosphite de chaux.

4 septembre. — Elle a pris sa pilule, et dit qu'elle a moins toussé et mieux dormi. Pas de sueurs, pas de frissons ni de céphalalgie. Fièvre pendant deux heures hier au soir, mais pas aussi forte qu'autrefois. L'appétit est toujours bon. Une selle naturelle.

Prendre le matin une des pilules précédentes, et le soir une des suivantes :

R. Extr. thébaïque..................... 0,15
Extr. de ciguë....................... 0,50

pour 10 pilules.

Hier elle s'en est retournée à pied, et ne s'en est pas ressentie.

5 septembre. — Hier, elle a eu la fièvre depuis 8 heures jusqu'à 9 heures du soir, sans frissons, ni céphalalgie, ni point de côté. Elle a bien dormi, mais s'est réveillée pendant la nuit une fois, et à la suite d'une quinte elle a vomi son dîner. N'a pas sué du tout. L'appétit est bon, les forces bonnes aussi. Elle est venue à pied, et dit qu'elle va s'en retourner de même, que cela ne la fatigue plus. Se couche bien des deux côtés ; a pris la pilule de ciguë au soir, et l'autre d'antimoine ce matin. Les crachats ne sont ni rouillés ni sanglants.

6 septembre. — Pouls, 108. A bien dormi, très-peu toussé, craché à peu près la même chose ; pas de sueurs du tout ; ni frisson, ni fièvre ; pas de point de côté ; appétit bon et forces augmentées. A pris sa pilule le matin et le soir. Plus de diarrhée depuis longtemps. Une selle tous les jours.

Elle recommence le traitement de l'hypophosphite de chaux à la dose de 50 centigr.

8 septembre. — Pouls, 102. Pas de fièvre depuis deux jours, pas de frissons, pas de sueurs ; une selle en diarrhée

ce matin. La toux est la même, ainsi que l'expectoration. Les forces sont augmentées. Elle a dormi assez bien. Continuer sa pilule de ciguë le soir.

9 septembre. — Pas de fièvre, pas de sueurs. Quatre selles en diarrhée, avec coliques et un peu de sang; a pris un gramme de bismuth. Respiration râlante. Appétit bon. Pouls, 112. A pris une pilule hier au soir.

Hypophosphite de chaux, 50 centigr.

10 septembre. — A toussé très-peu; pas de fièvre, pas de sueurs, pas de diarrhée. Pouls, 116. A pris la pilule de ciguë et a bien dormi. Respiration râlante. Expectoration, toujours à peu près la même chose. L'appétit se maintient. Elle est venue à pied, et s'en retourne de même.

Reprendre une pilule d'antimoine le matin.

11 septembre. — Pouls, 108. Pas de fièvre ni de frissons, pas de diarrhée; a pris sa pilule hier au soir et ce matin. Toux un peu augmentée; a bien dormi; appétit bon, forces aussi; est venue à pied et ne se sent pas fatiguée. La respiration n'est plus râlante.

Même traitement.

12 septembre. — Pouls, 108. Pas de fièvre, ni de sueurs, ni de frissons. A moins toussé. L'appétit est très-bon; les forces augmentent. Elle vient et s'en retourne à pied. Depuis qu'elle a commencé son traitement, il lui sort quatre dents de sagesse.

15 septembre. — N'est pas venue depuis 2 jours à cause du mauvais temps. Pouls, 120. (Vient d'arriver et est venue à pied.) Respiration toujours râlante. Plus de fièvre, ni de sueurs, ni de diarrhée; l'expectoration est très-diminuée, l'appétit bon, les forces augmentent; elle dort bien.

Hypophosphite de chaux, 50 centigr.

16 septembre. — Continue de même.

Le traitement est porté à 75 centigr.

17 septembre. — Pas de frisson, ni de fièvre, ni de coliques, ni de diarrhée (une selle par jour), ni de sueurs; forces et appétit augmentés. Pouls, 108.

Même traitement.

25 septembre. — N'est pas venue depuis huit jours, parce que le temps a été très-mauvais.

Depuis deux jours, elle a été reprise d'hémoptysie, et elle crache du sang en assez grande quantité (environ 10 grammes par jour). Du reste, pas de frissons, pas de fièvre, pas de sueurs la nuit.

Traitement porté à un gramme. Une pilule de 5 centigr. d'oxyde d'antimoine matin et soir. Comme c'est l'époque où venaient autrefois ses règles et qu'elle a des maux de tête, je prescris, en outre, un bain de pieds sinapisé le soir en se couchant.

29 septembre. — N'est pas venue depuis plusieurs jours à cause du mauvais temps. Respiration râlante, mais moins de toux. Plus de sang dans les crachats; pas de fièvre, pas de sueurs, pas de diarrhée, pas de frissons; appétit bon et forces meilleures.

Même traitement.

30 septembre. — Pouls, 116. Le reste de même.

Même traitement.

1er octobre. — A eu froid en s'en allant hier, et a beaucoup toussé pendant la nuit. Pas de sueurs; a craché comme à l'ordinaire; pas de fièvre; appétit et forces de même. Pilule d'antimoine à prendre ce soir.

Hypophosphite de chaux, 40 centigr.

2 octobre. — Dit qu'elle a beaucoup moins toussé; pas de fièvre ni de sueurs; l'appétit bon, ainsi que les forces.

Même traitement.

3 octobre. — A toussé à peine. — Respiration râlante. (Elle dit que c'est la marche qui produit cet effet.) Pouls,

120. Le reste de même. — Même traitement. Suspendre la pilule d'antimoine.

4 octobre. — A toussé très-peu. — Respiration toujours bruyante à la suite de la marche.

Même traitement.

7 octobre. — Continue de même. La respiration n'est plus bruyante.

Même traitement.

8 octobre. — Hypophosphite de chaux, 60 centigr.

10 octobre. — De même.

Même traitement.

11 octobre. — De même. Hypophosphite de chaux, 60 centigr. Dit qu'elle ne tousse pas du tout et qu'elle crache très-peu.

13 octobre. — A la suite d'une quinte ce matin elle a vomi, dit-elle, de la bile. — Peu d'expectoration, pas de mal de tête, pas de fièvre, pas du tout de sueurs la nuit. Appétit et forces les mêmes. Pouls, 120. — Hypophosphite de chaux, 40 centigr.

14 octobre. — N'a pas vomi. Respiration bruyante. Pas de mal de tête. Le reste de même.

Hypophosphite de chaux, 40 centigr.

15 octobre. — Respiration comme hier. Le reste de même. — Pouls, 108. Hypophosphite de chaux, 40 centigr.

17 octobre. — Hier elle a eu mal à la tête et a craché un peu de sang. Sa mère dit que c'est à cette époque qu'elle avait autrefois ses règles; elle n'a du reste pas de mal de reins, ni de tiraillements dans les aines; pas de sang dans les crachats aujourd'hui.

Hypophosphite d'ammoniaque, 40 centigr. Bain de pieds.

18 octobre. — N'a plus craché de sang. Elle n'a pas de douleur de reins ni aucun symptôme annonçant l'approche des règles. Le reste comme d'habitude. Elle est

venue à pied de chez elle, rue de Lourcine, n° 28, jusqu'à la rue Martignac. Hier elle s'en était retournée à pied et elle dit que cela ne l'a pas fatiguée.

Hypophosphite d'ammoniaque, 40 centigr.

21 octobre. — N'est pas venue depuis deux jours, parce qu'elle a eu grand mal à la tête. Pas de fièvre ni de frissons, ni de point de côté. N'a pas craché de sang. L'appétit bon ; pas de diarrhée, ne sue pas du tout la nuit. Pouls, 100.

Reprend l'hypophosphite de chaux, à la dose de 40 centigrammes.

24 octobre. — N'a plus de mal de tête ; le reste bien. Même traitement.

27 octobre. — Hier elle a craché un peu de sang. Même traitement.

28 octobre. — Pas de sang dans les crachats.

29 octobre. — De même.

26 novembre. — Pendant le mois de novembre la malade a continué à peu près dans le même état. Au commencement de décembre, j'ai cessé de la voir ; elle se trouvait dans de fâcheuses conditions, étant obligée de veiller la nuit pour soigner une de ses jeunes sœurs qui s'était brûlée. J'ignore ce qu'elle est devenue.

En somme il y a eu chez elle un mieux général très-notable et persistant, ce qui est d'autant plus remarquable qu'elle était dans une position très-misérable. Les signes locaux sont restés à peu près dans le même état.

Si elle eût été dans un autre état de fortune, et surtout dans un climat moins apte à produire les phlegmasies des organes respiratoires, je n'hésite pas à croire que l'état local se serait modifié avantageusement.

Le traitement a duré en tout quatre mois, pendant lesquels elle a été vue une ou deux fois par M. Lemaire, qui a bien voulu constater l'amélioration de l'état général.

### 14ᵉ Observation.

Madame G....., âgée de 31 ans, demeurant à Paris.

Le 30 septembre 1856, je constate ce qui suit :

Elle a commencé à tousser il y a quatre ans; sa mère est morte poitrinaire il y a trois mois. Pendant un an et demi sa toux a été en augmentant, mais depuis lors elle est restée à peu près stationnaire. Elle a beaucoup maigri, surtout depuis six mois, et son appétit est très-mauvais, quoique depuis quelques mois il paraisse s'être un peu amélioré. Depuis deux ans elle a pris l'huile de foie de morue un très-grand nombre de fois, mais elle n'a jamais pu continuer cette médication plus de quinze jours de suite. Elle n'a jamais eu de diarrhée, mais ses forces ont beaucoup diminué. Elle ne sue pas la nuit, mais elle est un peu moite le soir, et le matin elle est presque toujours brûlante. Les règles sont très-abondantes, au point de constituer quelquefois des pertes ; elle a une antéversion ; elle ne perd en blanc que très-rarement. D'habitude elle est très-constipée. Il y a une toux fréquente et pénible et une expectoration assez abondante légèrement muqueuse. Pouls, 84.

Le 1ᵉʳ octobre, la malade a été vue par M. Charles Bernard, qui, ainsi que moi, a constaté ce qui suit :

A droite, diminution de la sonorité dans la fosse sus-épineuse ; faiblesse du bruit respiratoire dans les fosses sus et sous-épineuses, craquements humides dans les mêmes régions, mais plus abondants et plus gros dans la fosse sous-épineuse. Retentissement un peu exagéré de la voix dans la même région. En avant et du même côté légère matité sous la clavicule, faiblesse du bruit respiratoire, craquements humides peu abondants.

Diagnostic. — Tubercules au sommet du poumon droit, surtout en arrière, en voie de ramollissement.

2 octobre. — Elle commence le traitement par 0,40 d'hypophosphite de chaux.

3 octobre. — Même état.

Même traitement.

4 octobre. — Expectoration diminuée; la toux est aussi moindre. L'appétit reste le même; les forces sont un peu augmentées. La constipation persiste.

Traitement. — 40 centigr. d'hypophosphite de chaux.

6 octobre. — Elle se trouve un peu mieux; l'appétit a augmenté. Pouls, 84.

Même traitement.

7 octobre. — Elle se sent beaucoup mieux. Tous les symptômes, tels que toux, expectoration, fièvre, sont beaucoup diminués. L'appétit est bon et les forces ont augmenté considérablement. Pouls, 84.

Traitement. — 60 centigr. du sel de chaux.

8 octobre. — Elle avait, il y a huit jours, des douleurs très-fortes sous les deux clavicules, qui ont disparu depuis deux ou trois jours. Elle a eu un peu de fièvre hier au soir et ce matin. Depuis fort longtemps, à l'approche de ses règles, elle pouvait à peine marcher; cette fois-ci, il n'en est pas de même, et elle se sent beaucoup plus forte que de coutume. Elle tousse et crache un peu plus qu'avant-hier; la constipation persiste.

Même traitement.

13 octobre. — A l'approche des règles elle souffrait autrefois beaucoup de douleurs au-dessous des clavicules. Cette fois elle n'en a ressenti que le jour même où les règles ont apparu (le 8). Celles-ci ont été fort abondantes. Le 8 et le 9 la toux et l'expectoration ont beaucoup augmenté; mais depuis hier elles sont revenues à ce qu'elles étaient

auparavant. Il n'y a pas de sang dans les crachats. Elle n'est plus moite le soir. Pouls, 84.

Traitement. — 60 centigr. du sel de chaux.

14 octobre. —Hier elle s'est sentie très-fatiguée et n'a pu dormir à cause de douleurs de reins ; elle a aussi beaucoup toussé et craché. Les forces ont beaucoup diminué et elle se sent très-faible. Le soir elle a été brûlante. Pouls, 76. Elle est toujours constipée.

Même traitement.

15 octobre. — Les douleurs de reins ont diminué et elle a assez bien dormi. Elle a moins toussé et beaucoup moins craché. Elle s'est sentie moins brûlante hier au soir. Les forces et l'appétit sont aussi meilleurs qu'hier. Hier les règles ont reparu.

16 octobre. —Elle est mieux et se sent plus forte que les jours précédents. Les douleurs de reins ont presque disparu. L'appétit est augmenté. La constipation persiste. La perte continue.

Même traitement.

17 octobre. — Même état. — Même traitement.

18 octobre. — A eu une perte blanche abondante. Du reste son état est le même.

Même traitement.

20 octobre. — La perte est arrêtée. Hier le mal de reins a été tellement fort qu'elle n'a pu marcher.

Même traitement. Un bain de siége froid.

21 octobre. —Même état ; mais les douleurs de reins ont diminué.

Même traitement. Continuer les bains.

23 octobre. — Aujourd'hui elle est un peu oppressée. L'appétit est meilleur.

Traitement. — 40 centigr. du sel de chaux. Prendre le bain de siége à 20 degrés.

24 octobre. — Toujours oppressée. Les forces sont meilleures.

Traitement. — 60 centigr. d'hypophosphite de chaux.

25 octobre. — Toujours oppressée. Les douleurs de reins ont cessé. L'appétit est bon. Toujours un peu brûlante le soir.

Même traitement. Suspendre les bains.

27 octobre. — L'oppression a diminué. L'appétit a beaucoup augmenté. Plus de douleurs de reins. Peu de toux et d'expectoration. Elle n'est plus brûlante le soir ; mais elle est toujours très-constipée.

Traitement. — 80 centigr. d'hypophosphite de chaux.

28 octobre. — Même état.

Hypophosphite de chaux, un gramme.

29 octobre. — Elle est beaucoup moins oppressée. La toux et l'expectoration sont beaucoup moindres ; les forces et l'appétit sont meilleurs.

Même traitement.

30 octobre. — Le mieux continue.

Même traitement.

31 octobre. — Un peu oppressée, toujours très-constipée.

Même traitement. Huile de ricin, 15 grammes.

10 novembre. — Elle n'est pas venue depuis plusieurs jours à cause de son époque. Elle se trouve beaucoup mieux qu'avant de commencer le traitement. Toujours constipée.

Traitement. — 60 centigr. du sel de chaux. Huile de ricin, 15 grammes.

Le traitement a été suivi jusqu'à la fin de novembre, puis il a été suspendu jusqu'au mois de janvier 1857.

La malade, examinée à cette époque, se trouvait être dans une position beaucoup plus satisfaisante, quant aux symptômes généraux, qu'avant de commencer le traitement.

Les symptômes locaux étaient à peu près les mêmes,

plutôt un peu diminués, car il me paraissait que les craquements étaient moins nombreux.

A cette époque je quittai Paris et cessai de la voir.

Il y a à remarquer que chez cette malade l'affection datait
d'une époque ancienne, et que, sous le rapport du pronostic,
les progrès de la maladie avaient été assez lents pour faire
espérer une issue favorable en dehors de tout traitement
spécial ; mais d'un autre côté l'ancienneté même des lésions
locales ne permettait pas de supposer qu'elles dussent se
modifier promptement sous l'influence de la médication.

En effet, chez cette malade comme chez tous les autres,
le fait suivant s'est toujours représenté, à savoir : que le
temps qu'il a fallu pour modifier en mieux l'état local a
toujours été en raison inverse de la durée antérieure de
la maladie. Sous ce rapport, on peut rapprocher cette observation de la seizième.


## 15ᵉ Observation.


Henri Maître, 35 ans, commis en bijoux, marié, demeurant rue Réaumur, n° 3 (au troisième avec peu de soleil).
Son frère est mort de la poitrine, il y a dix-huit mois. Il
est lui-même le père du malade qui est le sujet de la
neuvième observation.

17 octobre 1856. — Il a commencé à tousser il y a quatre
mois. Il fait son métier actuel depuis quatre ans. Depuis
environ dix-huit mois son appétit a diminué ; il tousse
et il a maigri beaucoup, principalement depuis un mois.
Les forces n'ont pas diminué, mais il est plus essoufflé
quand il marche et quand il monte les escaliers. Il ne sue
pas du tout la nuit. Il y a à peu près six semaines, il a consulté un médecin, qui lui a conseillé de l'huile de foie de

morue et du sirop de guimauve. Ne se trouvant pas mieux, il est venu me voir il y a cinq semaines. A cette époque les signes sthétoscopiques étaient peu marqués et je lui ai dit d'attendre et de continuer son huile de foie de morue. Se trouvant plus mal, il est revenu aujourd'hui. Hier il a été vu par M. Ch. Bernard, qui a constaté les symptômes relatés ci-dessous.

Depuis un mois ayant cessé de boire, l'appétit a un peu augmenté; mais il n'a pas cessé de maigrir. Il n'a pas de diarrhée, il digère bien; une selle tous les jours. Il dort assez bien, mais il se réveille souvent pour tousser. Crachats muqueux abondants.

En avant et à droite matité assez notable au-dessous de la clavicule dans l'étendue de deux travers de doigt. Retentissement de la voix. Respiration un peu rude. En arrière, à droite, diminution de sonorité notable. Craquements humides dans les fosses sus et sous-épineuses. Retentissement de la voix. En arrière et à gauche quelques craquements dans la fosse sous-épineuse. Pas de retentissement de la voix.

Diagnostic. — Tubercules au deuxième degré, au sommet des deux poumons.

Traitement. — 50 centigr. d'hypophosphite de chaux.

18 octobre. — A toussé à peine hier au soir, ne s'est réveillé qu'une fois. Trouve qu'il a aussi meilleur appétit.

Traitement. — 60 centigr. d'hypophosphite de chaux.

20 octobre. — Samedi, le 18, après être venu chez moi, il a beaucoup toussé, parce que, comme c'est son jour de recouvrements, il a beaucoup marché. Hier il a toussé peu. L'appétit, hier et aujourd'hui, a beaucoup augmenté. Il a bien dormi.

Traitement. — 40 centigr. d'hypophosphite de chaux.

21 octobre. — Il a toussé à peine. L'expectoration aussi

est beaucoup moindre. Il se sent moins essoufflé quand il marche vite. Il a bien dormi.

Traitement. — 40 centigr. du sel de chaux.

23 octobre. — Aujourd'hui il a toussé plus qu'hier. L'appétit a beaucoup augmenté depuis le commencement du traitement.

Même traitement.

24 octobre. — Il a beaucoup toussé hier au soir, mais pas ce matin.

Traitement. — 60 centigr. du sel de chaux.

25 octobre. — Toux diminuée. Appétit toujours très-fort.

Traitement. — 60 centigr. du sel de chaux.

27 octobre. — Toux de même. Appétit bon. Expectoration moindre.

Traitement. — 80 centigr. du sel de chaux.

28 octobre. — Toux de même. Il n'y a plus d'expectoration du tout. Appétit très-bon.

Traitement. — 80 centigr. du sel de chaux.

29 octobre. — Hier il a toussé un peu plus, mais aujourd'hui il n'a ni toussé ni craché. L'appétit est toujours bon ainsi que les forces.

Traitement. — Un gramme d'hypophosphite de chaux.

30 octobre. — Il crache à peine. Très-peu de toux. L'appétit très-bon.

Traitement. — Un gramme d'hypophosphite de chaux.

Le mieux qui s'est déclaré chez ce malade s'est maintenu pendant tout le courant du mois de novembre. Le 28 de ce mois, je trouvai à l'examen, que dans le côté gauche il n'y avait plus ni craquements ni retentissement de la voix dans la fosse sous-épineuse, mais la respiration était un peu obscure. A droite il y avait un peu de matité sous la clavicule, et en arrière je trouvai quelques rares craquements dans la fosse sous-épineuse. Le malade n'a jamais cessé, pendant toute la durée du traitement, qui a été de six semaines, de faire son métier de commis en bijouterie qui l'obligeait à être dehors presque toute la journée et par tous les temps. A la fin de novembre je cessai de le traiter et je ne sais ce qu'il est devenu.

### 16ᵉ Observation.

Delmotte (Denis), âgé de 23 ans, garçon limonadier, né à Vertun (Pas-de-Calais), demeurant à Paris, rue de Lancry, n° 38, marié. Entré le 13 juin 1856, à la salle Saint-Félix, n° 12, à l'hôpital de la Charité, dans le service de M. Charles Bernard.

Les notes jusqu'au 21 juin ont été prises par M. le docteur Empis, qui a bien voulu me les donner.

Forte constitution, parents sains; a encore son père et sa mère, ainsi que ses frères et sœurs.

Début des premiers symptômes, il y a un an, par une bronchite rebelle, sans symptômes généraux; seulement de la toux quelquefois quinteuse et sans expectoration.

Début de la maladie actuelle, il y a six semaines, par une grande faiblesse survenue rapidement, augmentation de la toux et malaise général; cinq jours de lit; puis reprise du travail pendant dix jours.

Il y a un mois, hémoptysie peu abondante, et de ce moment série des accidents.

Décoloration des tissus, perte de forces considérable, amaigrissement léger; état fébrile peu prononcé, mais sueurs la nuit, irrégulières. Moins d'appétit, conservation de la digestion, absence de diarrhée.

Le 20 juin, une très-légère hémoptysie, quelques crachats sanguinolents seulement.

21 juin. — État du malade avant le commencement du traitement spécifique :

Pâleur générale des tissus, peau, lèvres, conjonctives; grande faiblesse, mais cependant le malade se lève un peu chaque jour. Langue nette, appétit amoindri, digestion bonne; pas de diarrhée, urine normale, ventre naturel, foie normal.

Respiration facile ; quand le malade est levé, très-légère dyspnée, poitrine bien conformée et sans altération extérieure.

Toux peu fréquente, augmentant le matin et le soir.

Crachats très-peu abondants, muqueux, un peu panachés, semi-opaques, sans liquide limpide.

Percussion. — Moins de son sous la clavicule droite. Matité très-notable dans la fosse sus-épineuse droite.

Auscultation. — En avant, sous la clavicule droite, respiration plus sèche et trois ou quatre bulles sous-crépitantes dans les grandes inspirations. Dans la fosse sus-épineuse, respiration très-rude et bulles humides, inégales, très-éclatantes, dans toute l'étendue de cette petite région; Retentissement de la voix, en avant, le même des deux côtés, peut-être un peu plus marqué à droite ; en arrière, notablement plus fort et plus bronchophonique dans la fosse sus-épineuse droite.

Le diagnostic ne peut laisser aucun doute; il est confirmé par MM. Bernard, Depaul et Blain Descormiers.

Tubercules pulmonaires au sommet du poumon droit, parvenus au deuxième degré.

21 juin. — Il commence le traitement à la dose de 15 centigr. d'hypophosphite de chaux continué de la manière suivante.

Le 22, 15 centigr. ; le 23, 25 centigr. ; le 25, 40 centigr. ;
le 29, 50 centigr. ; le 30, 60 centigr. ; le 1er juillet, 70 centigr. ; le 2, un gramme ; le 7, 60 centigr. Les jours non
mentionnés, la médication a été la même que le jour précédent.

8 juillet. — M. Bernard constate ce qui suit :

État général très-amélioré, appétit et forces augmentés, coloration meilleure ; plus de sueurs.

État local. Au-dessous de la clavicule droite, la sonorité est un peu moindre qu'à gauche ; mais la différence
est peu sensible. Respiration un peu rude et quelques bulles
à la suite de la toux ; en arrière, craquements humides dans
les fosses sus et sous-épineuses, retentissement peu marqué
de la voix, matité peu marquée de la fosse sus-épineuse et
un peu de sensibilité à la percussion. Dans les deux tiers
inférieurs du poumon droit la respiration est normale.

A gauche, en avant, la respiration est normale ; en arrière, dans la fosse sus-épineuse, la respiration est parfois
accompagnée de craquements secs peu abondants. Dans
le reste du poumon, la respiration estnormale.

9 juillet. — Traitement. — 75 centigr. du sel de chaux.

10 juillet. —Traitement.—Un gramme continué jusqu'au
17 juillet, où il est réduit à 75 centigr. et continué à la
même dose les jours suivants.

27 juillet. — Il se plaint d'un peu de gêne dans le côté
droit de la poitrine.

28 juillet. — Même état.

29 juillet. —Se plaint depuis hier de maux de tête dans
l'après-midi ; la bouche est mauvaise ; il a eu de la diarrhée ce matin. On lui ordonne un vomitif d'ipéca.

30 juillet. — Le vomitif a eu un bon effet. Il a très-bien
dormi.

Pulsations, 60. Respirations, 20.

Traitement. — Un gramme d'hypophosphite de chaux.

31 juillet. — Tousse toujours un peu, pas d'expectoration ; dans la nuit il a eu des coliques et un peu de diarrhée.

Traitement. — Un gramme d'hypophosphite de chaux.

1er août. — La diarrhée continue.

Traitement. — Un gramme d'hypophosphite de chaux.

3 août. — A l'auscultation, je trouve quelques craquements dans les fosses sus et sous-épineuses droites.

Même traitement.

5 août. — L'état général continue le même, mais je constate quelques craquements à droite et en arrière dans toute la hauteur du poumon.

Même traitement.

7 août. — Continue de même.

Même médication.

8 août. — Il demande trois portions.

Même traitement.

9 août. — Indigestion qu'il attribue à du veau ; coliques et diarrhée. Une portion. Bismuth, 25 centigr. Extrait de thébaïque, 5 centigr.

10 août. — Plus de diarrhée.

14 août. — Le traitement a été suspendu pendant deux jours. Le malade continue à aller bien.

18 août. — Il se plaint d'avoir éprouvé hier un sentiment d'étouffement.

Traitement. — 20 centigr. d'hypophosphite de potasse.
Pulsations, 68. Respiration, 18.

19 août. — Continue à aller bien. Hier, malgré un violent orage, il n'a pas, dit-il, éprouvé d'étouffements, ce qui auparavant lui arrivait toujours.

Traitement. — 80 centigr. d'hypophosphite de potasse.

20 août. — Il a eu quelques étouffements pendant la

nuit. A l'auscultation on entend quelques craquements humides dans les fosses sus et sous-épineuses droites, ainsi que sous la clavicule du même côté. Trois ou quatre crachats muqueux. Pas de fièvre ni de sueurs, une selle par jour ; appétit bon ; trois portions.

Traitement. — 50 centigr. d'hypophosphite de potasse.

21 août. — Quelque peu d'étouffement pendant la nuit.

22 août. — Pas de traitement.

23 août. — Il dit qu'avant-hier au soir il a eu beaucoup d'étouffement. Hier il est sorti, et a couru, dit-il, la moitié de Paris. Aujourd'hui il se trouve bien.

Traitement. — 50 centigr. d'hypophosphite de chaux ; deux portions et vin.

30 août. — Il demande quatre portions et un supplément de viande.

Traitement. — 50 centigr. d'hypophosphite de chaux.

31 août. — Traitement, 25 centigr. du sel de soude ; quatre portions.

1er septembre. — Il tousse beaucoup ; pas d'expectoration. A l'auscultation râles humides nombreux dans la fosse sus-épineuse droite ; rien ailleurs. Appétit très-bon, ainsi que les forces. Un peu d'étouffement hier au soir.

Traitement. — 30 centigr. du sel de soude.

2 septembre. — Il a beaucoup toussé et dit que ce matin il a expectoré une quantité de mucus provenant de la gorge. (Il n'y a rien dans le crachoir.) Point de côté à droite dans la région mammaire. Il est gêné lorsqu'il se couche à gauche.

Traitement. — 45 centigr. du sel de soude.

3 septembre. — Se plaint beaucoup de son point de côté sous la clavicule droite : cela l'empêche, dit-il, de dormir depuis deux nuits. Hier au soir il a eu trois selles. Pas de sueurs ni de fièvre.

A l'auscultation on entend quelques craquements sous la clavicule droite avec une respiration très-rude ; il y a des craquements humides assez nombreux dans la fosse sous-épineuse du même côté. Le malade demande à sortir pour se promener, parce que, dit-il, l'exercice diminue toujours son point de côté et la gêne que cela lui occasionne.

Traitement. — 50 centigr. d'hypophosphite de soude.

4 septembre. — Hier il a eu une permission de sortie et il s'est promené, dit-il, toute la journée sans se sentir fatigué, ni le moins du monde essoufflé ; il a parfaitement dormi toute la nuit. Cependant la toux persiste, et il y a un peu d'expectoration, se composant de trois ou quatre crachats muqueux, nageant dans un liquide transparent. L'appétit et les forces sont bons, et il mange toujours quatre portions ; le facies s'est cependant un peu amaigri depuis quelques jours.

A l'auscultation je trouve de nombreux craquements dans les fosses sus et sous-épineuses droites.

Un vomitif d'un gramme d'ipéca dans 30 grammes de sirop d'ipéca, à prendre demain matin.

Pas de traitement.

5 septembre. — Il a pris son vomitif et a rendu, dit-il, beaucoup de bile. Il dit que pendant la nuit son point de côté l'a presque toujours empêché de dormir. Du reste, ni fièvre, ni frissons, ni sueurs.

6 septembre. — Hier il a eu une épistaxis très-abondante, et le point de côté et le sentiment d'oppression ont été si forts pendant la nuit qu'il a cru, dit-il, qu'il étoufferait ; on a même été sur le point d'aller chercher l'interne de garde. Je m'assure que l'hémorragie est bien due à une épistaxis et non à une hémoptysie. Du reste l'appétit est toujours très-bon et il n'a eu ni fièvre ni frissons ; le facies est un peu coloré.

A l'auscultation on entend quelques craquements humides sous la clavicule droite, et des râles plus nombreux en arrière dans les fosses sus et sous-épineuses du même côté ; dans le reste du poumon, ainsi qu'à gauche, la respiration est normale.

Suspension du traitement spécifique.

7 septembre. — Son point de côté a beaucoup diminué, mais en auscultant on trouve à droite, à la base du poumon, dans toute la région sous-mammaire un bruit de frottement pleurétique très-distinct et ne disparaissant pas par la toux. Vésicatoire volant *loco dolenti;* pas de traitement spécifique et quatre portions.

8 septembre. — Le vésicatoire a été appliqué. Dans la nuit il a eu trois ou quatre selles liquides, sans fièvre, ni frissons, ni sueurs.

Pas de traitement. Deux portions.

9 septembre. — Le vésicatoire n'a pas bien pris. Le point de côté a néanmoins beaucoup diminué. Une selle liquide. Pouls, 68.

Pas de traitement, quatre portions.

10 septembre. — Le vésicatoire l'a, dit-il, beaucoup tourmenté. Hier au soir il a eu un grand frisson et un grand mal de tête : il a dormi assez bien. Pas de diarrhée ni de sueurs, toux diminuée, ainsi que le point de côté. Moins d'appétit.

A l'auscultation il y a toujours des craquements humides nombreux dans les fosses sus et sous-épineuses droites, mais il n'y a plus de bruit de frottement à la base du poumon droit; il n'y a pas non plus de râles ni de craquements, dans ce point, mais la respiration y est un peu rude.

Pas de traitement, deux portions.

11 septembre. — Il dit qu'il a bien reposé, que le point

de côté a disparu, et qu'il se sent assez bien pour sortir et reprendre ses occupations. Vu l'amélioration qu'il dit éprouver chaque fois qu'il prend de l'exercice, je l'engage à suivre cette idée et à venir chez moi pour continuer le traitement.

Pas de traitement, trois portions.

12 septembre. — Se trouve bien. A l'auscultation, je trouve en avant quelques craquements sous la clavicule droite. Il n'y a plus de craquements ni de bruit de frottement à la base. En arrière du même côté il y a des craquements humides assez nombreux dans les deux fosses épineuses. Appétit très-bon ; pas de fièvre.

Pas de traitement, quatre portions.

13 septembre. —Il sort pour aller passer quinze jours à la campagne chez ses parents et revenir ensuite continuer son traitement. M. Bernard l'examine et trouve ce qui suit :

Un peu de matité sous la clavicule droite. Craquements humides dans l'étendue de deux travers de doigt dans la même région. Craquements dans les fosses épineuses du même côté, léger bruit de frottement à la base et en arrière.

Sorti de l'hôpital le 13 septembre, ce malade a pris le chemin de fer du Nord le même jour pour se rendre chez son père. Il est resté absent deux mois, et est revenu chez moi le 15 décembre.

A cette époque, il avait un œdème énorme de la face et des membres inférieurs, facies très-pâle, peu de toux et peu d'expectoration. Il m'a raconté qu'en partant de Paris, et pendant son voyage par le chemin de fer, le temps avait été très-mauvais, qu'il avait eu très-froid, et qu'en arrivant chez ses parents il avait été pris de mal de tête, de frissons, de douleurs aux reins, de vomissements et de constipation, et qu'il n'avait pas pu uriner du tout. Ayant fait venir un médecin, celui-ci lui avait donné différents remèdes, et

entre autres des purgatifs ; il avait alors commencé à en-
fler. Au bout de deux mois, voyant que son état ne s'amélio-
rait pas, il se décide à revenir à Paris. Je passe sous silence
les différents symptômes spéciaux que je constatai, et me
bornerai à dire que les urines, assez claires et mousseuses,
se prenaient presque en masse par la chaleur. Du reste, le
malade dit qu'il se sent assez fort, il a bon appétit, tousse
peu et ne crache pas du tout.

A l'examen, je constate que la sonorité et la respiration du côté gauche sont tout à fait normales. A droite, il
y a un peu de diminution du son au-dessous de la clavicule,
dans une étendue de deux travers de doigt ; et dans le
même point, tant en avant qu'en arrière, on entend quelques râles sibilants et ronflants, entremêlés de quelques
bruits de frottement ; rien à la base. Bruits du cœur normaux, mais un peu sourds. J'ordonne au malade des
pilules d'opium et de fer, et de se tenir très-chaude-
ment.

27 décembre. — La quantité d'albumine dans les urines
a beaucoup diminué, et l'œdème est moins considérable.
Le poumon droit est dans le même état.

Continuer le même traitement.

Le malade n'est plus revenu chez moi ; et comme bientôt après je quittai Paris, je ne sais ce qu'il est devenu.

Chez ce malade, ainsi que chez celui de la 20e observation, il y a à noter les points suivants :

État local bien caractérisé avant le commencement du
traitement, symptômes généraux fort intenses. Amendement, et enfin disparition complète de ces derniers ; progrès des signes locaux, indiquant qu'il s'opère un travail
d'élimination. Symptômes de pléthore très-marqués. Amélioration générale soutenue, surtout des forces et de l'appétit, malgré la persistance de l'état organique local. Pour

moi, il paraît évident que, dans ce cas, il y a eu un travail d'élimination du dépôt morbide, se continuant encore lorsque j'ai cessé de voir le malade, travail dépendant uniquement de l'état local qui préexistait au traitement et n'étant plus sous l'influence de la dyscrasie. Un autre point sur lequel j'appellerai l'attention, c'est l'apparition de la néphrite aiguë. Celle-ci était sans doute due à l'action immédiate du froid auquel le malade a été exposé pendant son voyage. Sans cette condition, il me paraît évident qu'il n'y aurait pas eu d'albuminurie ; mais je me demande si l'état de pléthore dans lequel il se trouvait, lors de sa sortie de l'hôpital, ne l'y aura pas prédisposé, et je me le demande d'autant plus que, chez une personne délicate et faible à laquelle j'avais donné deux jours de suite un gramme d'hypophosphite de chaux comme hématogène, j'ai vu survenir également une attaque aiguë d'albuminurie dans des conditions semblables. Il me semble que dans ces deux cas, ainsi que dans celui de l'anthrax dont j'ai déjà fait mention, il y a autre chose à chercher qu'une simple coïncidence.

Je ne me dissimule pas qu'en relatant ainsi les faits dans toute leur vérité, je m'expose à des reproches de plus d'un genre ; mais, dans le cas du malade dont il est actuellement question, j'avais fait tout mon possible pour le détourner de ce voyage, m'engageant à lui fournir les ressources qui lui manquaient s'il voulait rester à Paris. Car, quoiqu'il ne me vînt pas à l'idée de prévoir, soit une albuminurie, soit quelque autre phlegmasie spéciale, je pensais qu'à cette époque de l'année un voyage, entrepris immédiatement après sa sortie de l'hôpital, ne pouvait que lui être nuisible. Dans l'autre cas, l'exposition au froid a été tout à fait fortuite, et n'a pas eu les suites que j'avais d'abord redoutées. La malade est aujourd'hui, sous ce rapport, complétement rétablie. D'ailleurs, je puis le dire la main sur la conscience, je crois que dans aucun cas je n'ai eu quoi que ce soit à me reprocher. Que l'emploi d'un remède nouveau et d'une grande énergie n'ait pas toujours été exempt de quelques inconvénients passagers, c'est dire seulement qu'il m'est arrivé ce qui arrive journellement dans l'emploi des agents les plus utiles et les mieux connus de la matière médicale, le sulfate de quinine, le mercure, etc. Dans chaque cas, je me suis laissé guider uniquement par les indications que me paraissait offrir l'état du malade lui-même, et toutes les fois que des faits déjà acquis ne m'indiquaient pas la limite des doses, ou l'action d'un sel à base différente, c'est sur moi-même que j'en ai fait le premier essai. Ainsi, outre les premières expériences sur l'action de l'hypophosphite de chaux, j'ai pris moi-même le premier, soit ce sel, soit celui de soude, à la dose de un ou de deux grammes dans les vingt-quatre heures. J'ai également essayé préalablement sur moi-même l'action de l'hypophosphite d'ammoniaque à des doses croissantes jusqu'à un gramme, quoique son action me parût devoir être, et fût en effet, nuisible à une affection hépatique dont je souffre encore. Si je rappelle ces détails tout personnels, c'est qu'ils me semblent la meilleure justification de la marche que j'ai suivie, et selon moi ils indiquent quelle est la voie légitime qu'il faut parcourir lorsqu'on veut frayer de nouvelles routes à la thérapeutique.

### 17<sup>e</sup> Observation.

Ambroisine L....., 3 ans et 9 mois.

1846. 29 juillet. — Son frère est mort, il y a dix-neuf mois, d'une toux, à l'âge de 4 ans et 9 mois.

Elle tousse depuis quinze mois; elle a peu d'appétit, et a maigri beaucoup; elle sue la nuit, surtout de la tête et du cou. Elle n'a pas de diarrhée, mais elle se plaint beaucoup de douleurs de ventre. Elle dort peu la nuit, se réveille en sursaut et est très-agitée. Elle tousse beaucoup, dit sa mère, et crache des matières grasses. Respiration râlante la nuit.

A la percussion, la sonorité est normale. Le bruit respiratoire est diminué dans tout le poumon droit, surtout au sommet, tant en avant qu'en arrière. Il y a quelques craquements en arrière, dans la fosse sus-épineuse, surtout pendant la toux. Dans le poumon gauche, la respiration est diminuée en arrière et au sommet.

Le ventre est un peu gonflé, dur et sensible à la pression.

Pulsations, 136. Respirations, 38.

Hypophosphite de chaux, 5 centigr. Continué les jours suivants à la même dose.

2 août. — Elle a moins toussé, dit sa mère; l'appétit a augmenté, et l'enfant est plus gaie.

Hypophosphite de chaux, 10 centigr.

3 septembre. — Le traitement a été continué à peu près aux mêmes doses pendant tout le mois dernier, avec quelques suspensions. Aujourd'hui elle est dans l'état suivant :

État général beaucoup meilleur. L'appétit est très-bon. Elle n'a plus du tout de sueurs; elle tousse beaucoup moins la nuit. La gaieté est tout à fait revenue. Le ventre n'est plus dur et ne lui fait plus mal; l'expectoration est presque nulle. Elle a beaucoup engraissé; et maintenant, dit sa mère, elle est aussi forte qu'avant d'être malade. Pouls, 130.

4 septembre. — Elle se plaint de quelques coliques, et a été deux fois en diarrhée; le reste, bien. Sous-nitrate de bismuth, 25 centigr. Pas d'hypophosphite.

5 septembre. — La diarrhée est arrêtée. Elle a toussé un peu plus pendant la nuit. Appétit bon. N'a pas sué. Humeur gaie. Ne se plaint plus depuis longtemps de son ventre.

10 septembre. — A cette époque, la mère a cessé de l'amener, et j'ignore ce qu'elle est devenue.

### 18ᵉ Observation.

M. G......, étudiant en médecine.

7 août 1856. — Le malade m'avait donné une histoire de son affection que j'ai égarée. Voici ce que j'ai noté :

Il tousse pendant l'hiver depuis cinq ou six ans. Cette année, la toux a persisté pendant l'été. Il y a un mois, il a eu une hémoptysie assez abondante.

A l'examen, je trouve en avant la sonorité à peu près normale, avec peut-être une légère diminution à droite ; la respiration du même côté est un peu faible, avec quelques craquements et quelques râles sibilants au-dessous de la clavicule ; la respiration à gauche est un peu faible audessous de la clavicule.

En arrière, la sonorité est à peu près normale. La respiration est bonne à gauche. A droite, il y a des craquements humides dans les fosses sus et sous-épineuses, avec faiblesse du bruit respiratoire dans le reste du poumon.

Diagnostic. — Tubercules ramollis au sommet du poumon droit ; tubercules au premier degré dans le reste de cet organe. A gauche, tubercules au premier degré au sommet.

Hypophosphite de chaux, 50 centigr.

8 août. — Même traitement.

9 août. — Le malade dit qu'hier il n'y a eu ni expecto-

ration ni toux; que ce matin il a eu seulement un ou deux crachats au déjeuner.

17 octobre. — D'après les conseils de MM. Trousseau et Grisolle, le malade était parti pour les Eaux-Bonnes, peu de jours après la dernière note. Il y est resté en traitement vingt-cinq jours ; il a cessé alors, d'après les conseils de M. Guéneau de Mussy, parce qu'il était apparu un peu de sang dans les crachats. Il avait éprouvé un peu d'amélioration dans l'état général. L'appétit avait augmenté. La toux, quinze jours ou trois semaines après son retour, s'était améliorée. Mais, depuis quatre ou cinq jours, elle a encore augmenté, et aujourd'hui il tousse plus qu'avant son départ pour les eaux. L'expectoration est moindre qu'avant cette époque. Il a maigri un peu depuis lors. Il ne sue pas du tout. L'appétit reste bon. Pas de fièvre, mais il trouve qu'il a les mains chaudes presque toute la journée.

A l'auscultation, je trouve à peu près les mêmes signes qu'avant son départ.

Traitement. — 40 centigr. d'hypophosphite de chaux.

18 octobre. — Comme hier, sans changement. Toux, expectoration et appétit, les mêmes.

Traitement. — 40 centigr. du sel de chaux.

20 octobre. — Il trouve que la toux et l'expectoration sont diminuées.

Traitement. — 40 centigr. du sel de chaux.

Le traitement a été porté graduellement jusqu'à un gram. et il a été continué jusqu'au 28 novembre. A cette époque, il y avait un engraissement très-notable ; les forces et l'appétit étaient tout à fait revenus à leur état normal, ils étaient même meilleurs qu'avant qu'il ne tombât malade. En examinant le malade à cette date, je trouve qu'il y a toujours un peu d'obscurité à la percussion au sommet du poumon droit ; mais elle me semble moindre qu'avant le traitement. En avant, je ne trouve ni râles, ni craquements au-dessous de la clavicule. En arrière, dans la fosse sus-épineuse, il y a un ou deux râles sibilants, se faisant entendre à la fin des grandes inspirations. Rien dans la fosse sous-épineuse. Dans le reste du poumon, le bruit respiratoire s'entend presque aussi bien que dans le poumon gauche où la respiration est normale.

Il y a à peine de la toux et un ou deux petits crachats, seulement. Il y a donc amélioration des symptômes généraux et des signes locaux.

A cette époque, le traitement fut suspendu près de trois semaines. Au commencement de janvier, le malade se plaignit que dans cet intervalle la toux s'était aggravée, ainsi que l'expectoration, et que l'appétit et les forces avaient notablement diminué.

Remis au traitement d'un gramme d'hypophosphite de chaux le 8 janvier, je constatai que le 20 l'amélioration était de nouveau revenue au même point qu'auparavant, et que l'état local était peut-être encore meilleur qu'à la fin de novembre. C'est ainsi que je le laissai à mon départ de Paris.


### 19ᵉ Observation.

Leroy (Eugène), 17 ans, imprimeur, demeurant à Paris, rue Saint-Jean de Beauvais, n° 4, non marié. Entré à la salle Saint-Félix, au n° 4, de l'hôpital de la Charité, service de M. Bernard, le 5 juillet 1856.

La maladie a commencé, il y a six mois, par un rhume, sans fièvre, ni frisson, ni point de côté, et depuis lors la toux n'a jamais cessé. Il y a à peu près un mois, il a craché du sang pendant deux jours, et cela s'est renouvelé encore il y a deux semaines. Il a commencé à suer dès le début de la maladie, et a toujours continué de le faire depuis lors. Il a beaucoup maigri et beaucoup perdu de ses forces. A peu près un mois après le début de sa maladie, il a été forcé de suspendre son travail. Il y a encore un peu d'appétit, et il mange mieux depuis qu'il est à l'hôpital. Depuis lors il prend de l'huile de foie de morue, mais il a cessé depuis hier, parce que cela le faisait vomir. Ce traitement, joint à des pilules opiacées, a fait diminuer sa toux et la transpiration, mais ses forces ne sont pas revenues ; il a toujours la fièvre et des frissons, surtout lorsqu'il essaie de se lever. Pouls, 112. Respirations, 36. Sa mère se porte assez bien ; son père est mort d'un rhume négligé ; il n'a ni frères ni sœurs.

Aujourd'hui 13 juillet 1856, amaigrissement et faiblesse très-considérables, facies très-pâle ; expectoration de 7 ou 8 gros crachats nummulaires, presque purulents et très-caractéristiques. Il ne se lève pas depuis plus de quinze jours.

État local. — En avant, à droite, matité s'étendant depuis la clavicule jusqu'à la cinquième côte. Respiration caverneuse intense dans toute cette hauteur, avec gargouillement à la base. Bruit de frottement pleurétique. Grand retentissement de la voix.

En avant à gauche, respiration rude, expiration se faisant mal ; quelques craquements.

En arrière, à droite, diminution de sonorité dans les fosses sus et sous-épineuses. Dans la fosse sus-épineuse, respiration caverneuse ; gargouillement dans la fosse sous-épineuse. Retentissement considérable de la voix.

En arrière, à gauche, la sonorité est un peu diminuée dans la fosse sus-épineuse, où l'on trouve une respiration très-rude, avec quelques craquements humides. A la base, la respiration est plus rude encore.

Diagnostic. — Excavation considérable au sommet du poumon droit. A gauche, tubercules au premier et au deuxième degré.

17 juillet. — M. Bernard constate l'existence des mêmes signes physiques, et ajoute : craquements humides dans tout le reste du poumon droit, en arrière.

Traitement. — Hypophosphite de chaux, 50 centigr. Continué les 18, 19 et 20 à la même dose.

21 juillet. — La toux a diminué, et il n'a pas sué la nuit dernière.

Traitement. — Hypophosphite de chaux, 60 centigr.

23 juillet. — Il se trouve beaucoup mieux. Hier il s'est levé pour la première fois, et n'a pas eu de frisson. Il a pu se coucher cette nuit sur le côté droit pour la première fois depuis longtemps.

Traitement. — 75 centigr. d'hypophosphite de chaux.

25 juillet. — Même état. Même traitement. Eau vineuse.

26 juillet.— La nuit dernière il n'a pas sué du tout. Il n'a pas eu de fièvre ; l'appétit augmente, ainsi que les forces. L'expectoration est la même.

Même traitement.

28 juillet. — Il a sué la nuit dernière, surtout des jambes.

29 juillet. — Les sueurs continuent, mais les forces augmentent ainsi que l'appétit ; il demande trois portions.

Traitement. — Hypophosphite de chaux, un gramme.

30 juillet. — Il a très-peu sué et n'a pas, dit-il, eu de fièvre le soir. Pouls, 100. Respirations, 28. Expectoration un peu augmentée ; l'appétit et les forces aussi.

Même traitement.

Il se lève maintenant tous les jours.

31 juillet. — Il sue toujours un peu la nuit, mais le soir il ne sent pas de fièvre, et ses forces augmentent. Hier il est resté levé depuis une heure jusqu'à sept heures du soir. L'expectoration reste la même.

Même traitement.

2 août. — Se trouve bien ; pas d'autres changements. Pouls, 112. Respirations, 36.

5 août. — Il demande quatre portions.

6 août. — Il se plaint de ce qu'il a de la peine à cracher. Hier il a eu quelques frissons.

En examinant la poitrine, on ne trouve rien de nouveau, si ce n'est qu'en arrière, à la base du poumon droit, les râles ont disparu et se trouvent remplacés par un bruit respiratoire un peu rude. En avant, on entend un souffle caverneux très-fort ; à gauche, la respiration est très-faible en arrière et exagérée en avant. M. Lemaire, qui l'avait examiné au début du traitement, constate les mêmes modifications.

7 août. — Il sue toujours la nuit ; la toux et l'expectoration ont diminué ; il mange toujours quatre portions ; il trouve que ses forces ont beaucoup augmenté. Pouls, 100. Respirations, 26.

Même traitement.

10 août. — Il a beaucoup sué la nuit dernière, au point d'être forcé de changer de chemise. Il mange toujours quatre portions. Ses forces restent bonnes, mais la toux a augmenté depuis trois jours.

Même traitement.

11 août. — Sueurs très-fortes, il va bien du reste, il est toujours à quatre portions.

Même traitement.

14 août. — Il a la diarrhée depuis avant-hier au soir, sept ou huit garde-robes dans les vingt-quatre heures.

15 août. — La diarrhée est arrêtée.

Toujours le même traitement.

17 août. — Il a beaucoup sué la nuit dernière, mais il faut ajouter que les chaleurs sont excessives. Le reste de même.

Le traitement a été suspendu pendant deux jours.

18 août. — Il sue toujours la nuit très-abondamment. Il est toujours à quatre portions. Pulsations, 100. Respirations, 20.

Traitement. — 50 centigr. d'hypophosphite de soude.

19 août. — Il a beaucoup sué ; hier, dans l'après-midi, l'interne a compté 132 pulsations ; ce matin le pouls n'est qu'à 100. La toux et l'expectoration sont médiocres.

Traitement. — 85 centigr. d'hypophosphite de potasse.

20 août. — Quelques crachats légèrement rosés. Sueurs toujours très-abondantes. Fièvre le soir, pas de diarrhée ; pouls, le matin, à 100. Respirations, 30.

A l'auscultation, même état, si ce n'est qu'à la base du poumon gauche, en avant, la respiration est faible ; au sommet il y a une grande rudesse tant en avant qu'en arrière.

Traitement. — 50 centigr. d'hypophosphite de potasse. Trois portions seulement, sans vin.

21 août. — Les crachats sont redevenus blancs ; les sueurs continuent. Trois portions.

Même traitement.

23 août. — Les sueurs ont diminué depuis deux jours. Le pouls est toujours fréquent avec redoublement le soir.

Traitement. — 50 centigr. d'hypophosphite de chaux. Trois portions.

25 août. — N'a pas sué la nuit dernière ; il redemande quatre portions. Pas de diarrhée ; une garde-robe par jour. Forces toujours bonnes.

28 août. — Le traitement est suspendu depuis deux jours. Hier et avant-hier, à la suite d'une quinte de toux, il a vomi son dîner. Crachats fortement teints de sang. Rien de nouveau à l'auscultation.

Deux portions seulement. Tisane pectorale. Une pilule de 10 centigr. d'oxyde blanc d'antimoine.

Suspension du traitement.

31 août. — Il a beaucoup toussé la nuit dernière. A la suite des quintes il a vomi son dîner. Il a cependant moins sué pendant la nuit.

Oxyde blanc d'antimoine, 10 centigr. Un julep, avec extrait thébaïque, 5 centigr.

Traitement. — 25 centigr. d'hypophosphite de soude.

1er septembre. — Il a peu toussé et n'a pas vomi.

Traitement. — 35 centigr. d'hypophosphite de soude. Supprimer l'antimoine.

2 septembre. — Crachats un peu plus abondants. A sué comme d'ordinaire. Fièvre le soir.

Deux portions seulement et la moitié du julep.

3 septembre. — A sué un peu moins. Expectoration un peu augmentée, non purulente ; a vomi son dîner à la suite d'une quinte.

Traitement. — 30 centigr. d'hypophosphite de soude.

4 septembre. — A moins sué la nuit dernière. Pas de diarrhée, pas de vomissements ; ne peut pas se coucher sur le côté droit. Expectoration un peu plus abondante, avec quelques stries de sang. Il se plaint beaucoup de vents.

Même traitement, et de plus une pilule de 5 centigr. d'oxyde blanc d'antimoine matin et soir. Julep gommeux avec extrait thébaïque, 5 centigr. le soir.

5 septembre. — Hier au soir forte fièvre ; 120 pulsations. Coliques très-douloureuses. Constipation. Pas de sang dans les crachats.

Suspendre l'antimoine et donner bismuth un gramme.

6 septembre. — Hier deux selles en diarrhée. Les coliques ont duré toute la nuit et l'ont empêché de dormir; n'a pas sué du tout. Pas d'appétit du tout ; toux et expectoration beaucoup diminuées. Pouls hier au soir à 108.

A prendre le soir une pilule de 3 centigr. extrait de ciguë et 2 centigr. d'extrait thébaïque.

Traitement. — 75 centigr. d'hypophosphite de soude.

7 septembre. — N'a pas eu de coliques ni de diarrhée. Hier au soir il a vomi une partie de son dîner.

Traitement. — 50 centigr. d'hypophosphite de soude ; continuer la pilule de ciguë et deux portions.

8 septembre. — La toux, l'expectoration et les sueurs ont beaucoup diminué. Il a meilleur appétit.

Même traitement.

9 septembre. — Il a sué un peu pendant la nuit ; la toux est modérée ; ce matin il a peu d'appétit.

A l'auscultation on trouve des râles dans tout le poumon droit, tant en avant qu'en arrière. Expectoration muco-purulente peu abondante. Pouls, 100.

Traitement. — 50 centigr. d'hypophosphite de soude.

10 septembre. — A moins sué, ne mange pas tout à fait ses deux portions ; pas de diarrhée, toux et expectoration diminuées.

Même traitement.

11 septembre. — Moins de sueur. Appétit un peu augmenté, il mange deux portions. Une selle liquide ce matin.

Même traitement et la pilule de ciguë.

12 septembre. — Il n'a pas dormi de la nuit ; pas d'appétit, toux un peu augmentée, pas de diarrhée depuis hier matin.

Suspendre la pilule. Hypophosphite de soude, 50 centigrammes.

13 septembre. — Il a moins sué, a eu quelques coliques, mais a bien dormi.

Traitement. — 60 centigr. du sel de soude.

14 septembre. — N'a pas sué du tout, mais il se plaint d'avoir eu des frissons toute la journée, ainsi que pendant la nuit. (Le temps a été froid et humide.) L'expectoration se fait plus difficilement, et il a eu quelques nausées à la suite des quintes de toux. Pas de diarrhée. Forces à peu près dans le même état. Pas de point de côté. Pouls, 104.

A l'auscultation, on trouve du côté droit que le gargouillement et la respiration caverneuse sont moins marqués et se trouvent presque remplacés par une respiration rude et quelques craquements humides. En arrière, on entend un gros râle muqueux dans toute la hauteur, avec gargouillement au niveau de l'épine de l'omoplate. A gauche et en avant, la respiration est rude ; en arrière, au niveau de l'épine de l'omoplate, il y a quelques râles sibilants et quelques craquements humides.

Traitement. — 80 centigr. du sel de soude.

15 septembre. — A encore sué la nuit dernière.
Même traitement.

16 septembre. — Même état. Mange une portion.

Traitement. — Un gramme du sel de soude.

17 septembre. — Hier, il a vomi à la suite de quintes. La toux est un peu augmentée ; moins de sueurs, pas de diarrhée ; pas de coliques.

Traitement. — Un gramme du sel de soude et une portion.

18 septembre. — A moins sué. Expectoration un peu augmentée ; un peu de sang dans un des crachats. Il demande deux portions.

Traitement. — Un gramme du sel de soude.

19 septembre. — Expectoration un peu augmentée, mais elle ne contient plus de sang. Il dit qu'il a moins sué la nuit

dernière. Pas de coliques ni de diarrhée. Il a mangé ses deux portions et s'est levé. Pouls, 120; mais il vient de manger.

Pas de traitement.

20 septembre. — Il a sué un peu. Il s'est levé hier. Il a mangé ses deux portions. A la suite d'une quinte, il a vomi un peu. Pas de diarrhée, une selle depuis deux jours. Pouls, 120. Il vient, dit-il, de manger.

21 septembre. — Il a peu sué. A vomi une fois dans la nuit à la suite d'une quinte. Il se sent assez bien pour demander une permission de sortie pour aller se promener.

Il a mangé ses deux portions. Pouls, 120; mais il dit qu'il a déjà mangé ce matin.

22 septembre. — Il se plaint de n'avoir pu se coucher sur le côté gauche. A vomi hier son déjeuner à la suite d'une quinte. Du reste, pas de point de côté, pas de sang dans les crachats, pas de mal de tête, pas de frissons. A très-peu sué; l'appétit est assez bon, mais la toux est plus fréquente et l'expectoration est un peu augmentée. Pas de coliques, ni de diarrhée. Pouls, 120.

A l'auscultation, on trouve à droite et en avant des râles muqueux nombreux dans le tiers supérieur du poumon, et en arrière de plus nombreux encore qui en occupent toute la hauteur. Dans les fosses épineuses gauches, il y a quelques craquements humides.

Traitement. — 25 centigr. d'hypophosphite de soude.

23 septembre. — Il se plaint d'avoir beaucoup toussé et d'avoir vomi deux fois à la suite de ses quintes. Pas de sueurs, pas de diarrhée, pas de céphalalgie. Expectoration plus abondante, muqueuse et non purulente. Pas de frissons, appétit un peu diminué.

Traitement. — 25 centigr. du sel de soude. Une pilule

d'oxyde d'antimoine, 25 centigr. avec extrait d'opium, un gramme.

24 septembre. — La toux a diminué, mais il a encore vomi ce matin. Il n'a pas sué du tout. Hier il a eu une selle en diarrhée ; l'expectoration est augmentée avec un crachat strié de sang. Peu de forces et d'appétit. Il ne peut toujours pas se coucher sur le côté droit.

A l'auscultation, râles nombreux en arrière dans tout le côté droit. Quelques craquements à la base, en arrière et à gauche.

Pas de traitement spécifique. Continuer la pilule d'antimoine, et y ajouter un granule de digitaline.

25 septembre. — A beaucoup toussé dans la journée, mais il a bien reposé la nuit. Pas de sueurs ni de frissons. Expectoration augmentée ; crachats avec quelques stries de sang. Deux selles liquides hier. Il ne peut se coucher ni sur le dos ni sur le côté droit. Pouls, 100.

Mêmes signes physiques qu'hier.

Pas de traitement spécifique. — Suspendre l'antimoine et la digitaline et donner bismuth, 2 grammes en deux doses.

26 septembre. — Sept ou huit garde-robes liquides dans la nuit. Toux et expectoration un peu diminuées ; pas de sueurs pendant la nuit ; pas de sang dans les crachats. Pouls, 120.

Pas de traitement. — Bismuth, 4 grammes en quatre prises. Extr. d'opium, 5 centigr.

27 septembre. — La diarrhée a continué toute la journée d'hier et toute la nuit (7 ou 8 garde-robes). Pas de sueurs. La toux et l'expectoration ont diminué ; pas de sang dans les crachats. Il a pu se coucher sur le dos. — Continuer le bismuth et l'opium, et ajouter un quart de lavement avec 10 gouttes de laudanum, si la diarrhée reparaît.

Pas de traitement.

29 septembre.—A beaucoup sué la nuit dernière. Deux selles liquides dans les vingt-quatre heures. — Toux et expectoration dans le même état.

Même prescription. Une portion.

30 septembre. — Trois selles liquides depuis hier. Pas de sueurs la nuit dernière, moins de toux ; il a vomi pendant la nuit et a eu de la fièvre. Ce matin le pouls est à 120.

Traitement. — 40 centigr. du sel de chaux. Un quart de lavement avec 20 gouttes de laudanum. Bismuth, 4 gram.

1er octobre. — Hier deux selles liquides. Peu de toux, moins d'expectoration, moins de gêne dans le côté droit. Pas de sueurs la nuit dernière. Il n'a pas vomi et dit qu'en somme il se trouve beaucoup mieux. Pouls, 90.

Même traitement, avec bismuth. Une portion.

2 octobre. — Dit se trouver beaucoup mieux. Deux selles naturelles depuis hier, pas de sueurs du tout. Toujours de la fièvre le soir ; mais les forces sont bonnes, et il demande deux portions, qui lui sont accordées.

Même traitement.

3 octobre. — A beaucoup sué pendant la nuit. Deux selles liquides, et il s'est trouvé mal ce matin quand il s'est levé pour qu'on fît son lit. Il a peu toussé et peu craché. N'a pas vomi. Pouls, 100.

Bismuth, 2 grammes. Extr. thébaïque 5 centigr. Hypophosphite de chaux, 40 centigr. Deux portions.

4 octobre. — Hier, pendant sa faiblesse, il est tombé et s'est fait mal. Il a peu sué pendant la nuit. Il a peu toussé et peu craché, Pouls, 100.

Même traitement.

5 octobre. — Quelques stries de sang dans les crachats. Se plaint d'un fort point de côté à droite, augmentant par

la toux. Pas de garde-robe depuis hier. Il a peu sué et l'appétit et les forces sont assez bons.

Pas de traitement. — Continuer le bismuth et l'opium. Une portion.

Le traitement a cessé à partir de cette époque, et le malade a succombé, je crois, au mois de décembre.


### 20e Observation.


Louis Duprez, âgé de 21 ans, fondeur de caractères, demeurant au n° 40, rue Notre-Dame des Champs, né à Lille (Nord), non marié. Entré le 23 août 1856, au n° 18 de la salle Saint-Félix, à la Charité, service de M. Charles Bernard.

Il est enfant trouvé et n'a jamais connu sa famille.

Depuis trois ans il souffre de douleurs de ventre ; mais il dit n'avoir jamais eu de coliques de plomb, il vit depuis longtemps dans la misère, et il a souffert souvent de la faim. Il dit que sa maladie actuelle a débuté, il y a six semaines, par une toux et une expectoration abondante d'un liquide limpide. Il a beaucoup sué la nuit ; il a aussi des maux de tête, et a de la peine à se coucher sur le côté droit. Il y a trois semaines, à la suite de maux de tête et de quelques saignements de nez, il a aussi craché du sang.

Aujourd'hui 29 août, tous ces symptômes persistent, moins les hémorrhagies ; il a peu d'appétit, mais il mange deux portions. Il n'a pas de diarrhée, la langue est blanchâtre, et la soif assez vive ; le ventre, développé et un peu ballonné. Pas de liséré bleu aux gencives. Pouls, 70.

A l'examen du malade on trouve ce qui suit :

Matité sous la clavicule droite, vers le moignon de l'épaule. Dans le même point l'inspiration est très-rude et l'expiration très-rude et prolongée, la respiration est également plus forte tout le long de la clavicule, et il y a un retentissement très-marqué de la voix. En arrière on trouve la même matité dans la partie externe de la fosse sus-épineuse, ainsi que les mêmes phénomènes de la voix et de la respiration et de plus quelques craquements humides. A gauche et en avant la sonorité est normale ; la respiration est seulement peut-être un peu exagérée. En arrière de ce côté on entend après la toux quelques craquements secs dans les fosses sus et sous-épineuses, et la voix y est aussi très-retentissante.

Diagnostic. — Tubercules au sommet des deux poumons en voie de ramollissement du côté droit.

30 août. — Il commence le traitement. Hypophosphite de soude, 25 centigr. Deux portions.

31 août. — Il prétend qu'il a moins toussé la nuit dernière, mais les sueurs ont continué.

Même traitement.

1er septembre. — La toux a encore diminué, mais les sueurs persistent.

Traitement. — 30 centigr. d'hypophosphite de soude.

2 septembre. — Il dit qu'il a moins toussé et moins sué, et qu'il se sent plus fort.

Même traitement.

3 septembre. — Même état, même traitement.

4 septembre. — Il a eu pendant la nuit un vomissement et deux garde-robes liquides précédées et accompagnées de coliques. Il n'a pas sué. Ce matin il dit qu'il se trouve bien. Pouls, 68. Vomitif d'ipéca.

5 septembre. — Il a pris le vomitif. A très-peu sué la nuit dernière. L'appétit est bon.

Traitement. — 50 centigr. du sel de soude.

6 septembre. — Deux selles liquides, hier; pas de sueurs du tout. Du reste il dit se sentir bien.

Traitement. — 75 centigr. d'hypophosphite de soude.

7 septembre. — A sué un peu, a moins toussé et moins craché. Une selle en diarrhée.

Traitement. — 50 centigr. du sel de soude.

8 septembre. — Coliques et deux selles liquides. Pas de sueurs ni de fièvre. Le malade dit qu'il lui est sorti des tumeurs hémorrhoïdales qui le font beaucoup souffrir. Il n'en avait jamais eu auparavant. Je vérifie le fait, et je trouve deux tumeurs de la grosseur d'une petite noix.

Traitement. — 25 centigr. du sel de soude. Bismuth, 2 grammes. Une portion. Onguent populeum sur les tumeurs.

9 septembre. — Une selle liquide hier.

Traitement. — 50 centigr. d'hypophosphite de soude. Bismuth, 4 grammes. Une portion.

10 septembre. — Pas de diarrhée.

Même traitement.

11 septembre. — Pas de diarrhée.

Traitement. — 50 centigr. d'hypophosphite de soude. Supprimez le bismuth.

12 septembre. — Même état. Peu d'appétit. Il sue toujours un peu.

Même traitement.

13 septembre. — Il a sué un peu la nuit. Il n'a pas eu de diarrhée. Il a plus d'appétit.

Même traitement. — Deux portions. 200 grammes de bordeaux.

14 septembre. — Même état. Il a sué un peu. Pas de diarrhée. Il a mangé ses deux portions. Les tumeurs hémorrhoïdales ont disparu.

Traitement. — 80 centigr. d'hypophosphite de soude.

15 septembre. — Même état. Même traitement.

16 septembre. — Il sue toujours un peu. Pas de diarrhée.

Traitement. — Un gramme d'hypophosphite de soude. Deux portions.

17 septembre. — Je l'examine de nouveau et je trouve une diminution de sonorité sous la clavicule droite dans une étendue de deux travers de doigt; en arrière la sonorité est à peu près égale des deux côtés.

A l'auscultation je trouve sous la clavicule droite une expiration très-prolongée et soufflante, pas de craquements, retentissement considérable de la voix. En arrière, dans la fosse sus-épineuse du même côté la respiration est soufflante, avec quelques craquements humides très-profonds et un retentissement très-considérable de la voix. Les mêmes phénomènes se retrouvent au niveau de l'épine de l'omoplate. Dans le poumon gauche la respiration est un peu exagérée, surtout en arrière et à la base.

Le malade sue toujours, mais il se sent plus fort, et a plus d'appétit. Pas de diarrhée.

Traitement. — Un gramme d'hypophosphite de soude, trois portions.

18 septembre. — Pendant la nuit le malade a été pris tout à coup d'une grande douleur au-dessous de la clavicule droite, et à la suite d'une violente quinte de toux, il a vomi à peu près une palette de sang. Le matin, on trouve que ce sang est noirâtre, non coagulé. L'hémoptysie paraît déjà sur le point de s'arrêter; il n'y a plus que quelques crachats jus de pruneau où le sang n'est pas distinct, mais complétement mêlé avec les mucosités. Le pouls est à 68, petit et faible; le nombre des respirations est de 22.

A l'auscultation on trouve que l'expiration est encore plus prolongée qu'hier dans la fosse sus-épineuse droite.

Il y a quelques craquements dans la fosse sous-épineuse au niveau de l'épine de l'omoplate.

Suspension du traitement, repos, bouillon et potage.

19 septembre. — Quelques crachats jus de pruneaux à peine colorés. Le malade a moins sué, il a bien dormi et a peu toussé. Pouls, 80.

Pas de traitement, repos, bouillon et potage.

20 septembre. — Plus de sang dans les crachats, qui sont blanc jaunâtre, muco-purulents, et un peu plus abondants qu'avant l'hémoptysie.

Il a sué pendant la nuit au point d'être obligé de changer de chemise. A l'auscultation on retrouve les mêmes signes que le 18, mais de plus il y a des craquements humides dans la fosse sus-épineuse gauche. Pas de diarrhée. Une garde-robe naturelle. Appétit.

Pas de traitement. Une portion.

21 septembre. — A moins sué. A eu une seule garde-robe naturelle. Quelques filets de sang dans les crachats.

Les craquements humides de la fosse sus-épineuse gauche ne se retrouvent pas aujourd'hui.

Pas de traitement. Deux portions.

22 septembre. — A encore sué, mais très-peu. Pas de sang dans les crachats. Du reste dans le même état.

Traitement. — 20 centigr. d'hypophosphite de soude. Deux portions.

23 septembre. — A sué un peu et a beaucoup toussé, expectoration muqueuse. Deux garde-robes, dont une liquide. Appétit bon ; il demande à rester à deux portions. Pouls, 84.

Même traitement. — Pilule d'oxyde blanc d'antimoine, 20 centigr.

24 septembre. — Il a moins toussé, et n'a pas eu de diarrhée. L'expectoration est un peu augmentée, mu-

queuse, avec quelques crachats jaunâtres. Il a sué pendant la nuit, et dit qu'il a eu très-chaud à 7 heures du soir. Il a demandé deux portions. Signes stéthoscopiques comme le 21. Pouls, 88.

Traitement. — 25 centigr. d'hypophosphite de soude. Continuer la pilule d'antimoine.

25 septembre. — A moins sué et moins toussé. Pas de diarrhée.

Même traitement.

26 septembre. — Même état, même traitement.

27 septembre. — Même état, mais moins de toux. Une selle liquide; il sue toujours un peu.

Pas de traitement.

28 septembre. — Une selle tout à fait liquide ; le reste de même.

Pas de traitement spécifique. Supprimer la pilule d'antimoine et donner 2 grammes de sous-nitrate de bismuth. Deux portions.

29 septembre. — A moins sué. Il demande trois portions. Pas de diarrhée, moins de toux et moins d'expectoration.

Traitement. — 40 centigr. d'hypophosphite de chaux.

30 septembre. — Même état. Plus de diarrhée, moins de sueurs, moins de toux et moins d'expectoration. Les forces sont, dit-il, meilleures, et il demande davantage à manger.

Même traitement.

1er octobre. — Même état.

Plus de diarrhée. Pouls, 84. Dit qu'il a chaud le soir.

Même traitement. Deux portions.

2 octobre. — Pas de diarrhée, moins de toux. Expectoration à peu près la même. Il sue à peine et seulement un peu du dos. L'appétit est meilleur. Pouls, 86, petit et faible. A l'auscultation on trouve quelques râles sibilants

dans la région sous-clavière gauche. Dans le reste de ce poumon, la respiration est normale. A droite dans la fosse sus-épineuse la respiration est soufflante, surtout pendant l'expiration, et il y a un très-grand retentissement de la voix; en avant sous la clavicule il y a de la pectoriloquie. Il est évident qu'il s'est formé là une excavation.

Traitement. — 40 centigr. d'hypophosphite de chaux.

3 octobre. — On l'examine de nouveau, et l'on constate ce qui suit :

En avant, matité sous la clavicule droite, respiration caverneuse, quelques craquements, pectoriloquie ; à gauche respiration rude, un peu de retentissement de la voix.

En arrière, à droite, quelques craquements humides dans la fosse sus-épineuse, retentissement de la voix. Dans la fosse sous-épineuse, rudesse du bruit respiratoire et quelques craquements à la partie interne.

A gauche il y a dans la fosse sus-épineuse une respiration rude avec des craquements humides, assez gros et notablement plus abondants qu'à droite. Dans la fosse sous-épineuse, à peu près les mêmes symptômes, mais les craquements sont moins nombreux. La respiration est un peu forte dans toute la poitrine.

Traitement. — 40 centigr. d'hypophosphite de chaux. Deux portions.

4 octobre. — A sué un peu et a eu deux selles molles hier. L'appétit et les forces sont bons.

Même traitement. Bismuth, 2 grammes.

5 octobre. — A sué un peu. La toux et l'expectoration ont diminué. Hier deux selles. Forces bonnes. Bon appétit.

Traitement. — 60 centigr. d'hypophosphite de chaux. Deux portions. Bismuth, 2 grammes.

A partir de cette époque le traitement a dû cesser. Il est évident que chez ce malade il s'opérait un travail ayant pour but l'élimination du dépôt morbide déjà formé avant le commencement du traitement. Aurait-il pu se continuer jusqu'à la fin sans compromettre l'existence du sujet? La persistance de la diarrhée qui, elle-même, dépendait probablement d'une lésion semblable de l'intestin, en ferait peut-être douter, mais il est certain qu'à la fin du traitement le malade était plus fort et dans un état général beaucoup meilleur qu'avant de le commencer, quoique les lésions locales eussent fait les progrès qu'on a vus.

Sous ce rapport, l'observation actuelle mérite d'être rapprochée du cas qui fait le sujet de la 16ᵉ.

Le patient qui nous occupe actuellement est resté à l'hôpital jusqu'au mois de février, et alors il en est sorti pour retourner dans son pays. Comme je n'étais pas à Paris à cette époque, j'ignore dans quel état il se trouvait, et ce qu'il est devenu.

Depuis il m'a semblé, en revoyant ce cas, que les hypophosphites n'avaient pas été donnés à assez hautes doses, et que celui de chaux eût peut-être été préférable au sel de soude : c'est du reste, ainsi qu'on peut le voir, ce que j'avais déjà pensé lorsque le traitement a été interrompu. La coloration noirâtre du sang rendu par l'hémoptysie dont le malade fut atteint, la manière dont celle-ci s'est déclarée quatre jours après la disparition des tumeurs hémorrhoïdales, et sa cessation spontanée, méritent aussi, ce me semble, d'être signalées.

# TROISIÈME SÉRIE.


CAS QUI SE SONT TERMINÉS PAR LA MORT.

### 21ᵉ Observation.

Dona Josefa P..... âgée de 19 ans, mariée, née à la Havane.

Sa maladie a commencé il y a deux mois, à la suite de couches.

10 mars 1855. — La malade est dans un état de prostration extrême ; respiration agitée, face anxieuse, pommettes rouges, pouls rapide et filiforme, peau brûlante, ventre énormément ballonné, douleur aiguë à la pression. Toux et expectoration considérables, pas d'appétit.

A l'auscultation on entend des râles nombreux et de grosseur variable dans toute la hauteur des deux poumons, tant en avant qu'en arrière ; dans quelques endroits il y a du gargouillement et dans aucun on n'entend le bruit respiratoire normal. Sueurs très-abondantes. Diarrhée.

Diagnostic. — Tuberculisation aiguë des poumons et de l'intestin.

13 mars. —Hypophosphite de chaux, 1 grain (5 centigr.).

14 mars. — Quatre garde-robes.

4 grains (20 centig.) d'hypophosphite de chaux.

15 mars. — Un peu moins de diarrhée.

Même traitement à la dose de 6 grains (30 centig.).

16 mars. — La malade dit qu'elle a mieux dormi, qu'elle a moins sué et moins craché. Elle a eu deux garde-robes; elle demande à manger et se fait habiller et asseoir dans un fauteuil. La respiration paraît plus facile, et le facies a beaucoup perdu de son aspect vultueux et inquiet.

Traitement. — Hypophosphite de chaux, 6 grains (30 centig.).

17 mars. — Elle se sent encore plus forte qu'hier; a eu deux garde-robes; le pouls est moins petit, la peau moins brûlante; elle a sué beaucoup moins pendant la nuit. Elle prend deux bouillons et suce un peu de poulet.

Même traitement.

18 mars. — Le mieux continue; l'expression de la figure est toute différente; elle est restée assise dans un fauteuil pendant plus de quatre heures hier. Elle dit qu'elle tousse beaucoup moins. L'expectoration est moins abondante et plus claire. Deux selles plus consistantes. Dit qu'elle a faim.

Même traitement.

19 mars. — Toujours dans le même état. A mieux reposé la nuit dernière.

Hypophosphite de chaux, 8 grains (40 centig.).

20 mars. — De même. Même traitement, avec de l'eau vineuse.

21 mars. — Pas de diarrhée pendant la nuit. Facies très-bon. Même traitement.

On m'envoie chercher dans l'après-midi, je la trouve dans un état de prostration complète, la face grippée, couverte de sueur, hoquet continuel, pouls presque imperceptible, ventre énormément distendu et tympanique, excessivement douloureux au toucher. Elle se plaint surtout d'une

douleur intense et aiguë dans la fosse iliaque et l'hypo-
chondre droits.

Morte dans la nuit.

Pas d'autopsie.

### 22ᵉ Observation.

Dona A. G., âgée de 31 ans, mariée, née à la Havane.
Malade depuis 8 mois.

3 novembre 1855. — Facies très-pâle et abattu ; grande
maigreur. Toux continuelle et fatigante, expectoration purulente et très-copieuse remplissant un verre et demi par
jour. Grande difficulté à respirer, grande faiblesse, pas
d'appétit, diarrhée, fièvre avec frissons le soir ; la nuit
sueurs excessivement abondantes.

A l'examen je trouve une augmentation de sonorité
très-notable dans tout le côté gauche, surtout en arrière.
Gargouillement occupant la moitié supérieure du poumon gauche, surtout sensible en arrière. A la base craquements humides plus nombreux en arrière ; grand retentissement de la voix. A droite exagération du bruit
respiratoire.

Diagnostic. — Excavation au sommet à gauche ; à la
base, tubercules au deuxième degré.

Traitement. — Hypophosphite de chaux, 4 grains
(20 centig.).

4 novembre. — Même état, même traitement.

5 novembre. — Se sent un peu plus forte ; la difficulté
de respirer a un peu diminué.

Traitement. — Hypophosphite de chaux, 6 grains
(30 centig.)

6 novembre. — Dit qu'elle a plus d'appétit. Le facies
paraît meilleur ; a sué beaucoup moins.

Même traitement.

7 novembre. Même état.

Traitement porté à 10 grains (50 centig.).

10 novembre. — Le mieux a continué, et la malade a pu sortir et faire d'assez longues courses à pied ou en voiture. Le faciès surtout s'est notablement amélioré.

Même traitement.

11 novembre. — Le mieux continue et la malade a beaucoup d'appétit.

Même traitement.

13 novembre. Le temps s'est refroidi tout à coup et la malade a été mouillée. Aujourd'hui dyspnée très-grande, la toux et l'expectoration se sont beaucoup augmentées. A l'auscultation on entend un gargouillement énorme dans toute la partie postérieure de la poitrine à gauche. Suspendre le traitement.

14 novembre. — La malade a été prise tout à coup dans la nuit d'une violente douleur dans le côté gauche. Respiration haletante ; face anxieuse. A l'auscultation souffle amphorique occupant tout le côté gauche de la poitrine ; grande sonorité à la percussion.

Diagnostic. — Perforation pulmonaire.

La malade succombe le 17.

Pas d'autopsie.

## 23ᵉ Observation.

Mʳ. A....., âgé de 32 ans, né en Angleterre, non marié.

Malade depuis sept ans. Il est venu demeurer à la Havane il y a six ans, d'après le conseil des différents médecins de Londres, qui lui ont dit qu'il avait à cette époque un poumon attaqué. Après son arrivée il a vu sa toux diminuer, quoiqu'elle n'ait jamais cessé ; il a aussi toujours continué à maigrir depuis lors, et ses forces ont diminué de plus en plus. Il ne s'est jamais fait traiter depuis qu'il est ici ; mais l'année dernière, se trouvant plus faible et plus malade, il a voulu essayer, d'après l'avis d'un médecin, si l'air natal ne lui serait pas avantageux. Presque aussitôt après son arrivée en Angleterre, il a vu tous les symptômes de sa maladie s'aggraver notablement, et il a dû revenir ici en toute hâte. Depuis cette époque, qui est la fin d'octobre, sa condition n'a fait qu'empirer. Il n'a jamais eu d'hémo-ptysie.

Aujourd'hui, 2 février 1856, je le trouve dans l'état suivant :

Amaigrissement extrême, pâleur have, grande faiblesse lui permettant à peine de faire quelques pas dans son appartement. Toux continuelle et très-fatigante, expec-toration purulente énorme d'au moins un litre et demi dans les vingt-quatre heures. Appétit très-faible, alterna-tives de diarrhée et de constipation. Fièvre avec re-doublement le soir ; sueurs très-abondantes la nuit, le forçant à changer plusieurs fois de chemise ; grandes in-somnies. Pouls, 110.

A la percussion je trouve une matité assez considérable au-dessous de la clavicule droite, dans une étendue d'en-viron deux travers de doigt ; plus bas la sonorité est au con-traire plus considérable que du côté gauche. On retrouve à peu près les mêmes différences en arrière dans une étendue correspondante. A l'auscultation, on entend, tant en avant qu'en arrière, du côté droit, au sommet, une res-piration caverneuse très-forte avec un retentissement con-sidérable de la voix ; plus bas, et à partir du bord supérieur de la deuxième côte, de gros râles caverneux occupant tout le reste du poumon, et remplaçant complétement le bruit respiratoire ; retentissement de la voix variable, suivant l'endroit où l'on applique l'oreille, surtout sensible au niveau de l'angle inférieur de l'omoplate. A gauche on trouve, tant en avant qu'en arrière, une respiration très-éxagérée, mais ni râles ni craquements, ni retentissements de la voix. Bruits du cœur clairs, mais normaux.

Diagnostic. — Excavation considérable au sommet du poumon droit, plus bas excavations multiples plus petites, dont il y en a une plus considérable en arrière et à la base.

Traitement. — 10 grains (50 centigr.) d'hypophosphite de chaux.

3 février. — Même traitement.

4 février. — Le malade a passé une meilleure nuit. Il a moins sué, a beaucoup mieux dormi. Les douleurs qu'il avait dans le côté droit de la poitrine, et qui le fatiguaient beaucoup, ont presque disparu. Ce matin il se sent de l'appétit, la toux est moins fréquente et l'expectoration paraît avoir diminué. Une selle naturelle.

Traitement. — 15 grains (75 centigr.) d'hypophosphite de chaux.

5 février. — Mieux plus prononcé.

Traitement. — 20 grains (un gramme) du sel de chaux.

6 février. — L'expectoration et la toux ont beaucoup diminué, la première est bien moins purulente, l'appétit et les forces ont augmenté encore. Une selle naturelle. Pouls, 96.

Même traitement continué les jours suivants :

9 février. — Le mieux continue toujours. Depuis le 6, le malade sort en voiture plusieurs heures par jour. L'appétit est devenu presque vorace. L'expectoration est diminuée de plus de moitié ; elle a perdu tout à fait l'aspect purulent, et se compose seulement d'un liquide transparent assez abondant, contenant une douzaine de gros cra-

chats nummulaires, restant pour la plupart au fond du
vase et très-caractéristiques. Les sueurs nocturnes ont
cessé complétement.

A la percussion, je trouve les mêmes signes qu'au début ;
l'auscultation fait entendre le même souffle caverneux au
sommet, mais plus bas les gros râles ont presque disparu
et se trouvent remplacés par des bruits de frottement entremêlés de râles sibilants ou ronflants très-intenses. Le retentissement de la voix se constate toujours aux mêmes
endroits et avec la même intensité qu'auparavant.

Le traitement est porté à 30 grains ($1^{gr.}$,50) du sel de
soude.

12 février. — Le mieux se soutient toujours ; mais dans
la nuit il a eu, à la suite d'un copieux dîner, des symptômes d'indigestion suivis de fortes coliques et de quatre
ou cinq garde-robes en dévoiement. Ce matin il se sent
faible et très-fatigué, ayant fort peu dormi.

Bismuth, 30 grains ($1^{gr.}$,50) en trois paquets, un toutes
les deux heures. Ne prendre aujourd'hui que du riz au
lait. Le soir, 20 gouttes de laudanum en se couchant.
Pas de traitement.

13 février. — A passé une bonne nuit, a sué un peu,
mais il a peu toussé et peu craché. Il n'y a plus de diarrhée, pas de coliques.

Traitement. — 10 grains (50 centigr.) d'hypophosphite
de chaux.

14 février. — Se trouve tout à fait remis. Se sent assez
fort pour resortir aujourd'hui.

Traitement. — Un scrupule (1 gramme) du sel de soude
continué les jours suivants.

17 février. — Même état. Le mieux se soutient.

Traitement. — Un demi-gros ($1^{gr.}$,50) du sel de chaux.

20 février. — Toujours dans le même état. L'expecto-

ration a diminué des trois quarts depuis le commencement du traitement.

Depuis hier le vent du nord souffle avec force, le temps s'est beaucoup refroidi, et je lui conseille de ne pas quitter son appartement. Les forces et l'appétit sont toujours très-bons. Le facies du malade a aussi changé considérablement. Quoique toujours d'une maigreur excessive, les traits de la figure n'ont plus cette expression cadavéreuse qu'ils offraient lorsque je l'ai vu d'abord.

Traitement. — Un scrupule (1 gramme) d'hypophosphite de chaux, continué les jours suivants.

24 février. — Toujours dans le même état, mais il est très-contrarié de ne pouvoir sortir.

Même traitement.

25 février. — Même état. A l'auscultation je trouve les mêmes signes que le 9, mais les râles sibilants et ronflants sont moins nombreux et les bruits de frottement sont plus prononcés.

26 février. — Hier il est allé deux fois en diarrhée, à la suite d'un dîner trop abondant.

Bismuth, 20 grains (1 gramme). Pas de traitement.

27 février. — Se retrouve dans le même état qu'avant-hier.

Traitement. — Un scrupule (1 gramme) d'hypophosphite de chaux.

28 février. — Toujours retenu à la maison par le mauvais temps, il s'ennuie et se plaint de n'être pas déjà guéri, il trouve surtout singulier qu'après le mieux si prononcé qui s'est manifesté dans les premiers huit jours, la maladie paraisse depuis lors rester stationnaire, que sa toux n'ait pas cessé complétement, et que, lorsqu'il veut faire quelque effort la respiration et les forces lui manquent. J'ai beau lui expliquer que cela dépend de l'état du poumon lui-

même, sur lequel le traitement n'a pas de prise directe, et
que ce n'est qu'à la longue que la nature pourra en accom-
plir la cicatrisation, il paraît d'autant moins satisfait de
mes raisons qu'il les trouve plus convaincantes. Du reste
le mieux est toujours très-notable sous tous les rapports;
il s'est maintenu sans interruption depuis le commencement du traitement, et vu l'état du poumon droit, il est
bien au delà de tout ce que j'osais espérer.

Même traitement.

29 février. — Même état, même traitement. Le temps
empêche toujours le malade de sortir.

2 mars. — L'état du malade a continué le même. Aujourd'hui il me signifie de cesser mes visites, attendu,
dit-il, qu'il ne veut plus suivre de traitement, ni surtout
rester renfermé, ni s'astreindre au régime et *ne pas fumer*.

Je cesse alors de le voir jusqu'au 9 mars. — Ce jour, le
malade me fait redemander. Il a une forte diarrhée depuis
avant-hier à la suite d'un excès de manger et huit ou dix
garde-robes tout à fait liquides depuis ce matin. La toux et
l'expectoration ont aussi beaucoup augmenté; il attribue
cela à un refroidissement étant sorti malgré la froideur du
temps. Il est très-abattu et peut à peine se lever. A l'auscultation, il y a, de nouveau, de gros râles caverneux dans
le poumon droit, surtout à la base et en arrière.

J'ordonne : bismuth, 30 grains (1gr.,50); laudanum,
30 gouttes, en trois prises, une toutes les trois heures.

9 mars, au soir. — La diarrhée est un peu arrêtée; mais
il est toujours excessivement faible, la toux et surtout
l'expectoration le fatiguent beaucoup.

Traitement. — 10 grains (50 centigr.) d'hypophosphite
de chaux.

10 mars. — La journée se passe à peu près dans le
même état; la diarrhée est arrêtée, mais il n'a pu prendre

que très-peu d'aliments, et il se sent excessivement faible.

Mort dans la nuit. Pas d'autopsie.

Dans le cas précédent il aurait à peine été raisonnable d'espérer que le malade se rétablît d'une manière définitive; et que les désordres organiques du poumon droit pussent se modifier de telle manière, que la vie se continuât dans des conditions quasi-normales, mais d'un autre côté, lorsqu'on songe que l'amélioration s'est soutenue tant qu'a duré le traitement, lorsque surtout on rapproche ce cas de l'observation 13e, où la maladie était tout aussi grave que chez ce malade-ci, sous un climat beaucoup moins favorable, et surtout de l'observation 12e, où les lésions organiques étaient encore plus avancées, et où il y a néanmoins eu une amélioration constante et progressive pendant trois mois, lorsque, dis-je, on fait ces rapprochements, on est, ce me semble, en droit de conclure qu'avec plus de docilité de la part du malade, sa vie aurait, au moins, pu se prolonger encore quelque temps.

### 24e Observation.

Madame T..., âgée de 25 ans, habitant Paris, malade depuis deux ans.

4 juillet 1856. — On entend dans toute la hauteur des deux poumons, tant en avant qu'en arrière, de gros râles muqueux ayant par endroits le caractère caverneux. La malade est, du reste, à l'extrémité.

Traitement. — 50 centigr. d'hypophosphite de chaux.

Cette médication, répétée les trois jours suivants, ne produisit aucune modification dans l'état de la malade, et je cessai le traitement que je n'avais, du reste, consenti à essayer que par l'impossibilité de résister aux supplications et aux obsessions de sa famille. Elle a succombé peu de jours après.

## 25ᵉ Observation.

Le 21 juin 1856, est entré au nᵒ 14 de la salle Saint-Félix, à la Charité, Rostollin (Pierre), âgé de 30 ans, papetier, demeurant, rue Véron, nᵒ 17, à Montmartre, né à Damencey, en Savoie, non marié.

Bronchite avec pneumonie, il y a deux ans; à cela près, bonne santé jusqu'au mois de janvier 1856. Son père est mort à 60 ans d'une affection thoracique, un frère est mort à 12 ans d'un abcès scrofuleux. A Paris depuis 12 ans, n'ayant jamais fait d'excès. Au mois de janvier, après un refroidissement, il a été pris de frisson, et, quelques jours après, d'une toux qui n'a pas cessé depuis, et qui va en augmentant.

Oppression deux mois après le début des accidents. Dévoiement continuel depuis le mois de janvier, en même temps diminution de l'appétit, amaigrissement et affaiblissement progressifs. Il affirme n'avoir jamais craché le sang. Un mois après le début du mal, sueurs presque toutes les nuits, surtout du tronc et de la tête. Chute des cheveux, ongles hippocratiques. Voix naturellement forte et un peu enrouée.

Symptômes locaux. En avant, à gauche, un peu de matité vers l'épaule, respiration un peu soufflante sous la clavicule, craquements humides très-gros depuis la clavicule dans toute la hauteur du poumon gauche en avant. Retentissement de la voix seulement exagéré.

A droite en avant çà et là, et surtout sous la clavicule, respiration très-rude dans toute la hauteur de la poitrine, craquements humides très-abondants et de différentes dimensions. Sous la clavicule craquements très-fins et rappelant le râle crépitant. Par suite de son timbre le retentissement de la voix paraît à peu près égal des deux côtés.

En arrière à gauche, peu de sonorité dans la fosse sus-épineuse, respiration rude ; craquements humides beaucoup moins abondants et moins gros qu'en avant. Ces phénomènes s'observent surtout dans la fosse sus-épineuse. Au-dessous de l'épine de l'omoplate il y a quelques craquements.

A droite, les craquements dominent surtout dans la fosse sous-épineuse, au-dessous, la respiration se fait mal ; il y a un souffle lointain qui pourrait tenir à une excavation.

Dans les deux tiers inférieurs des deux poumons en arrière, la respiration se fait bien.

Diagnostic. — Tubercules en voie de ramollissement, occupant toute la partie antérieure des deux poumons et les sommets en arrière. A gauche caverne probable. Diarrhée tenant probablement à la présence d'ulcérations intestinales.

23 juin. — Pouls, à 105. Peau chaude et fébrile. — 36 respirations ; quintes fréquentes de toux ; expectoration jaune verdâtre opaque, muco-purulente, de la contenance d'un demi-verre de Bordeaux, soif habituelle, peu d'appétit, mange avec peine une portion. Le dévoiement jusqu'à hier matin, n'a pas eu de selles depuis.

Traitement. — Hypophosphite de chaux, 25 centigr.

24 juin. — Un peu de diarrhée seulement ce matin. 104 pulsations. Ne peut endurer de couvertures épaisses, sans être pris de sueurs abondantes.

Traitement. — Hypophosphite de chaux, 50 centigr.

25 au soir. — 110 pulsations. Frissons violents dans la

journée, suivis de sueurs abondantes. — Moins de diarrhée. Même traitement.

26 matin. — Pouls, 106. Ventre un peu dur, gargouillement. Pas d'appétit. Un peu de diarrhée. Peau chaude.
Sueurs abondantes.

Même traitement, continué les jours suivants.

27. — Diarrhée toute la nuit, 116 pulsations.

|  |  |
|---|---|
| Bismuth.................... | 40 centigr. |
| Extr. thébaïque............ | 05 |

Pour deux pilules.

Une portion de poulet.

28. — Toujours un peu de diarrhée. 108 pulsations.

29. — Repris de diarrhée ce matin.

30. — La diarrhée est diminuée depuis hier. 112 pulsations.

1er juillet. — La diarrhée a repris.

3 juillet. — La diarrhée a augmenté encore.

Mort dans la nuit du 5 au 6 juillet.

A l'autopsie on a trouvé une infiltration tuberculeuse générale et complète des deux poumons. Au poumon gauche une excavation du volume d'un gros œuf de poule.
A droite trois ou quatre plus petites. Dans le gros intestin
cinq ou six ulcérations occupant chacune presque tout le
pourtour de l'intestin dans une longueur de 8 ou 10 centimètres. Les autres organes n'ont pas été examinés.

Le traitement, commencé le 24 juin, et continué jusqu'au jour du décès, c'est-à-dire pendant 11 jours, a eu
pour seul effet de rendre les sueurs moins abondantes.
Il suffit de songer aux lésions constatées par l'autopsie
pour comprendre que le traitement, quelque efficacité
qu'on voulût lui supposer, ne pouvait en pareil cas, donner aucun résultat même momentané.

### 26° Observation.

Alphonse Huvé, âgé de 22 ans, garçon marchand de vins, demeurant rue Constantine, n° 55, né à la Palisse (Mayenne), non marié, entré au n° 10 de la salle Saint-Félix, à la Charité, le 13 juin 1856.

Ses parents, ainsi que ses frères et sœurs, se portent bien. La maladie a débuté huit jours avant son entrée à l'hôpital. Après avoir eu chaud et froid, il a été tout à coup saisi de toux et a craché, dit-il, un demi-litre de sang. Suspendue, à la suite d'un traitement, pendant trois jours, l'hémoptysie a recommencé et a duré jusqu'à huit jours après son entrée. Il a beaucoup sué la nuit ; ses forces ont beaucoup diminué, et depuis qu'il est à l'hôpital il ne se lève plus à cause de la gêne de la respiration. L'appétit est faible ; une selle tous les jours sans diarrhée; toux médiocre.

Le 27 juin. — M. Charles Bernard avait constaté ce qui suit :

En avant sonorité normale des deux côtés ; respiration sèche et rude, craquements. En arrière, à gauche, râles dans toute la hauteur; dans la fosse sus-épineuse droite, respiration rude, ronflements, craquements humides assez gros ; matité.

Il a été mis à l'huile de foie de morue.

5 juillet. — J'examine le malade et je trouve l'état suivant: Tempérament lymphatico-sanguin ; amaigrissement considérable (le malade dit de moitié), facies assez bon. Pouls, 116. Fièvre le soir ; sueurs nocturnes copieuses ; expectoration abondante, caractéristique, mêlée de crachats de bronchite, et remplissant plus des trois quarts du

crachoir. Appétit faible, pas de diarrhée. Faiblesse très-grande ; peut à peine se tenir debout.

État local. En avant, à droite, sonorité normale, respiration rude dans toute la hauteur, retentissement assez marqué de la voix.

En avant, à gauche, sonorité normale, râles muqueux et sibilants dans toute la hauteur, retentissement de la voix.

En arrière, à droite, diminution de sonorité dans la fosse sus-épineuse, respiration nulle dans cette région, dans tout le reste du poumon râles et craquements.

En arrière, à gauche, sonorité normale, râles assez gros dans toute la hauteur, ayant par endroits le caractère caverneux, surtout au niveau de l'épine de l'omoplate où il y a un retentissement considérable de la voix et, dans un point, de la pectoriloquie.

Diagnostic. — Phthisie aiguë (ayant fait des progrès rapides depuis le 27 juin) ; tubercules au deuxième degré, dans toute la partie postérieure du poumon droit, peut-être masse tuberculeuse au sommet. Tubercules au deuxième degré dans toute l'étendue du poumon gauche avec peut-être une excavation au niveau de l'épine de l'omoplate.

Les symptômes sont vérifiés et le diagnostic est confirmé par M. Charles Bernard, sauf l'existence de l'excavation, la pectoriloquie ne lui paraissant pas bien marquée ; elle est admise par M. Brochin.

Traitement. — Hypophosphite de chaux, 20 centigr.

6 juin. — Même état.

Traitement. — Hypophosphite de chaux, 30 centigr.

7 juin. — Traitement. — Hypophosphite de chaux, 40 centigr.

10 juillet. — Les sueurs ont cessé complétement ; quelques crachats sanguinolents. Le reste des symptômes n'a pas varié.

11 juillet. — Le sang des crachats a disparu.

13 juillet. — Crachats encore sanguinolents ; râle sous-crépitant à la base des deux poumons ; fièvre très-forte. Le reste des symptômes généraux et locaux n'a pas varié.

15 juillet. — Fièvre, dyspnée, expectoration la même ; l'auscultation révèle les mêmes symptômes locaux, et, de plus, de gros râles humides à la base des deux poumons en arrière. Je fais mettre au-dessous de la clavicule gauche un vésicatoire qu'on panse avec de la poudre de digitale par la méthode endermique.

16 juillet. — Les symptômes restent les mêmes.

21 juillet. —Respirations, 50 par minute. Pouls, 140.

Son état n'a été modifié en rien par le traitement, si ce n'est que les sueurs se sont supprimées. L'appétit est perdu. Cette nuit, diarrhée.

23 juillet. — Est mort à 9 heures et demie du soir.

24 juillet. — A l'autopsie on trouve de nombreuses fausses membranes très-résistantes occupant tout le pourtour des poumons, et réunissant les deux feuillets de la plèvre. Au sommet du poumon gauche deux excavations, l'une de la grosseur d'un œuf de poule. Les deux poumons sont complétement infiltrés de tubercules caséeux, sauf la base du poumon droit en avant et en arrière dans une hauteur de 3 centimètres, et la base du poumon gauche, en arrière seulement, dans une étendue d'à peu près 5 centimètres ; ces portions de poumons non envahies par les tubercules présentent, par leur coloration d'un rouge cerise des plus vifs, un contraste frappant avec le reste de l'organe. On trouve qu'elles sont complétement hépatisées.

La dose maximum a été d'un gramme par jour d'hypophosphite de chaux ; j'ai commencé par 20 centigr. et j'ai augmenté chaque jour de 10 centigrammes. Le traitement a duré en tout 18 jours.

### 27ᵉ Observation.

Justine D..... 16 ans et demi, née à Ivry-la-Bataille, département de l'Eure, à Paris depuis sept ans, demeurant
rue de Bagneux, nº 8, non mariée, ouvrière en dentelles,
(depuis quatre ans).

Ses parents, frères et sœurs, n'ont jamais souffert de la
poitrine. Réglée à 13 ans et demi. Elle a quelquefois des
fleurs blanches ; règles tous les mois peu abondantes. Elle
souffrait du dos entre les deux épaules depuis un an. Il y a
deux mois, elle a commencé à tousser ; avant cette époque
elle se portait bien, quoique toujours un peu délicate ; elle
n'a jamais craché de sang. Depuis le début de sa maladie
elle a la fièvre tous les soirs vers quatre heures, l'accès dure
jusqu'à ce qu'elle s'endorme. Elle a commencé en même
temps à suer la nuit ; elle n'a pas de diarrhée, ne va pas à
la selle tous les jours, mais lorsqu'elle le fait elle va en dévoiement ; pas de coliques ; quelquefois des épreintes ; digestions difficiles ; elle vomit ordinairement son dîner à la
suite d'efforts de toux. Elle a beaucoup perdu de son appétit et de ses forces ; elle a aussi beaucoup maigri. Elle
prend l'huile de foie de morue depuis huit jours, mais elle
l'a laissée parce qu'elle la vomissait.

9 juillet 1856. — Tempérament lymphatique ; constitution faible, facies pâle, assez amaigri.

Digestion, etc., comme ci-dessus, toux fréquente ; expectoration très-abondante.

État local. — En avant et à gauche, matité notable au-
dessous de la clavicule, et dans une étendue de deux travers de doigt, sonorité sensiblement diminuée dans le reste
de l'organe. Au-dessous de la clavicule, râles humides

à grosses bulles au sommet, retentissement de la voix.

En avant et à droite sonorité naturelle, respiration puérile.

En arrière et à gauche dans les fosses sus et sous-épineuse, sonorité notablement diminuée : dans la fosse sus-épineuse, respiration et râles caverneux très-caractérisés ; pectoriloquie bien tranchée. Dans la fosse sous-épineuse, râles humides à grosses bulles s'étendant jusqu'à la base du poumon.

En arrière et à droite, sonorité et respiration à peu près normales.

Diagnostic. — Phthisie aiguë. Tuberculisation au troisième degré au sommet du poumon gauche. Tubercules au deuxième degré dans le reste de ce même organe.

Cette malade m'a été envoyée par mon ami M. Lebled, qui l'examine et s'accorde en tous points avec moi pour le diagnostic.

Hypophosphite de chaux, 50 centigr. continué à la même dose les jours suivants.

13 juillet. — La malade se sent beaucoup mieux ; les vomissements, les sueurs ont disparu dès le 1$^{er}$ jour ; l'appétit et les forces ont beaucoup augmenté ; la toux est très-diminuée ; le facies est infiniment meilleur.

Le traitement est porté à un gramme.

29 juillet. — Elle a continué à aller mieux jusqu'aujourd'hui ; mais elle se plaint maintenant d'un point de côté à gauche au-dessous du mamelon.

Un vomitif d'ipeca.

31 juillet. — Elle a beaucoup vomi ; le point de côté a disparu ; mais la toux l'a empêchée de dormir la nuit dernière.

A l'auscultation, souffle caverneux très-intense dans les deux tiers supérieurs du poumon gauche, en avant et en arrière sans râles ; à la base, faiblesse du bruit respiratoire en avant, et quelques râles en arrière. Dans le poumon droit respiration exagérée.

A partir de ce moment elle cessa le traitement et succomba le 7 septembre.

Cette malade, dès qu'elle s'est sentie mieux, avait fait de grandes courses à pied (quelquefois de plus de deux heures à la fois), elle a aussi commis d'autres imprudences qui ont hâté le résultat fatal.

### 28e Observation.

Le 14 octobre 1856, je vois une femme qui est couchée au n° 39, de la salle Sainte-Marthe, à la Charité, dans le service de M. Briquet. (Son nom a été oublié dans les notes.)

C'est une domestique âgée de 24 ans. Elle dit que son père et sa mère, ainsi que ses frères et sœurs, sont en bonne santé. Elle a été très-forte jusqu'au début de sa maladie ; elle a été réglée à l'âge de quinze ans et demi ; elle l'a été encore le mois dernier.

La maladie a débuté, il y a trois mois et demi, par un crachement de sang qui a duré huit jours ; depuis lors elle n'a pas cessé de tousser. Elle attribue sa maladie à des fatigues, aux chagrins et à une mauvaise nourriture.

État actuel. — Elle dit qu'elle a maigri considérablement. La poitrine est assez bien conformée avec un peu de saillie des fausses côtes droites. Abdomen de forme normale ; diarrhée depuis huit jours ; pouls à 104 ; la peau n'est pas brûlante. Elle ne peut pas se coucher sur le côté gauche. L'expectoration est peu abondante, médiocrement visqueuse, avec quelques parties opaques. La nuit elle transpire beaucoup.

A l'auscultation on entend en avant quelques bulles à gauche. En arrière, on entend à gauche de nombreux craquements humides occupant toute la hauteur du poumon, et ayant leur maximum à la base ; ils augmentent dans l'inspiration ; dans les deux tiers inférieurs du même côté, il y a un grand retentissement de la voix. A droite et en arrière on entend dans le tiers supérieur du poumon de légers craquements.

Diagnostic. — Tubercules miliaires dans toute la partie postérieure du poumon gauche avec hyperhémie considérable ; tuberculisation aiguë en voie de progrès ; poumon droit à peu près à l'état normal, avec peut-être quelques tubercules au sommet.

Traitement. — Hypophosphite de chaux, 50 centigr. Bismuth, 2 grammes, une portion.

15 octobre. — Même état.

Hypophosphite de chaux, 60 centigr.

17 octobre. — Il se présente une éruption de varicelle. La diarrhée continue ; quelques stries de sang dans les crachats.

Traitement. — 40 centigr. d'hypophosphite de chaux.

18 octobre. — Elle se sent plus forte ; elle a pu se coucher sur le côté gauche, a moins toussé et a moins sué ; les pustules continuent à se développer ; on en voit quelques-unes sur le voile du palais. Il y a quelques filets de sang dans les crachats. La diarrhée a un peu diminué. Pouls, 80.

Traitement. — Hypophosphite de chaux, 50 centigr. Bismuth, un gramme. Lavement avec laudanum, 20 gouttes ; soupe.

19 octobre. — Les pustules continuent leur dévelop-

pement. Hier une seule selle; ce matin 84 pulsations; elle dit qu'elle n'a pas senti de fièvre hier au soir, qu'elle n'a sué que très-peu, et seulement de la tête. La toux est beaucoup moindre; sept ou huit gros crachats mucoso-purulents adhérents au fond du vase; pas d'appétit; soif assez vive.

Même traitement.

20 octobre. — Les pustules continuent à se développer. Elle tousse moins, et dit qu'elle peut se coucher sur le côté gauche; elle se sent aussi plus forte. Pouls, 80.

Même traitement.

21 octobre. — Les pustules de la figure commencent à se dessécher.

Même traitement.

24 octobre. — Pas de diarrhée; un peu d'appétit.

Même traitement. — Une portion.

25 octobre. — Les pustules se dessèchent; elle sue très-peu; un peu d'appétit.

Même traitement.

27 octobre. — Pustules presque sèches. Appétit assez bon. Deux selles liquides; crachats plus nombreux. Elle sue de la tête et du cou.

Même traitement.

28 octobre. — La toux a augmenté ainsi que les sueurs, elle a été quatre fois à la selle. — Elle ne peut plus se coucher à droite. Pouls, 90.

Même traitement.

30 octobre. — Douleur névralgique, occupant toute la région sus-épineuse et axillaire gauche. Rien de nouveau à l'auscultation; sueurs plus abondantes; la diarrhée continue.

Même traitement, 2 grammes de diascordium, sinapisme *loco dolenti.*

31 octobre. — La douleur a disparu, elle a moins sué ; pas de garde-robe ; le reste de même.

Même traitement.

Traitement. — Hypophosphite de chaux toujours à dose de 50 centigr., continué les jours suivants.

1er novembre. — Pas de changement.

2 novembre. — Quatre garde-robes en diarrhée.

3 novembre. — Six garde-robes en diarrhée.

Même traitement.

4 novembre. — La diarrhée continue. Six selles pendant la nuit. Épistaxis.

11 novembre. — La diarrhée continue toujours ; les forces s'amoindrissent.

25 novembre. — Perforation du poumon pendant la nuit.

Quoique cette malade fût dans de telles conditions, que je n'espérais pas une terminaison différente de celle qui a eu lieu, il est cependant probable que sans l'éruption varioloïde, il se serait manifesté chez elle un mieux plus sensible et plus soutenu. En admettant, en effet, que l'exanthème n'ait pas eu d'influence directe sur le ramollissement des tubercules, il est raisonnable de supposer qu'il en a eu sur la diarrhée, et aura contribué de la sorte à hâter le résultat fatal.

### 29e Observation.

M. Eugène P..., âgé de 26 ans, né dans le département des Ardennes ; à Paris depuis vingt ans, non marié.

19 août 1856. — Malade depuis le 15 mai ; à cette époque il a été saisi de fièvre avec frissons, crachements de sang et point de côté en arrière, du côté droit, à la base de

la poitrine. Auparavant il toussait tous les hivers depuis trois ou quatre ans. Il revient des Eaux-Bonnes, où il a fait deux saisons, une de vingt-quatre, et l'autre de douze jours, sans amélioration. Il n'y a personne de malade dans sa famille, il était très-robuste et très-fort; il a beaucoup maigri et perdu de ses forces; appétit nul; toux très-fréquente; crachats très-abondants; il ne suait pas auparavant, mais il le fait depuis les eaux; pas de diarrhée ni de constipation. Doigts très-hippocratiques. Expectoration muco-purulente abondante.

État local. — En avant, un peu plus de sonorité dans la région sous-claviculaire droite que dans la gauche. Respiration en avant à gauche à peu près normale. A droite soufflante dans la région sous-claviculaire avec quelques craquements humides. En arrière sonorité normale. A droite craquements dans la région sus-épineuse avec retentissement considérable de la voix; dans la région axillaire gros râles se prolongeant jusqu'à la base.

Diagnostic. — Tubercules à droite au deuxième et troisième degré; bronchite.

Le traitement a été de 20 centigr. d'hypophosphite de chaux portés ensuite à 50 centigr. jusqu'au

3 septembre. — A cette époque le pouls était de 80. Respirations, 18. Depuis qu'il a commencé le traitement, il a engraissé notablement, le facies est beaucoup meilleur, la figure plus pleine. L'appétit a beaucoup augmenté; il est presque aussi bon qu'avant le début de la maladie; les forces ont augmenté beaucoup; les sueurs nocturnes ont cessé complétement : une selle tous les jours. La toux et l'expectoration ont diminué, et celle-ci est devenue plus muqueuse. Hier il a plu et le temps s'est beaucoup refroidi. Le malade dit qu'aujourd'hui la toux et l'expectoration ont augmenté; le reste de même.

Traitement. — 50 centigr. du sel de chaux.

5 septembre. — Pouls, 88. La nuit dernière il a beaucoup toussé et a expectoré quelques crachats rouillés ; pas de point de côté. Le reste bien.

Les signes locaux sont à peu près les mêmes qu'au commencement du traitement.

Traitement. — 50 centigr. d'hypophosphite de soude. Vomitif d'ipéca.

Le malade a continué le traitement jusqu'au commencement d'octobre ; mais il a commis plusieurs imprudences ; il s'est mouillé une fois, et plusieurs fois il s'est exposé à des refroidissements. — Chaque fois il y avait aggravation des symptômes et expectoration de crachats rouillés. Il a cessé le traitement au commencement d'octobre et a succombé bientôt après.

Ce malade, ainsi que ceux des observations 31 et 33, faisait dater le début de sa maladie d'une affection syphilitique primitive. Je n'ai pas trouvé chez lui de symptômes secondaires, mais il est certain que ces trois malades ont éprouvé, sous l'influence du traitement, une amélioration moins notable que tous les autres.


### 30ᵉ Observation.


Marie Hurel, âgée de 25 ans, choriste, née à Versailles. Ses parents sont sains, elle a encore son père et sa mère, ses frères et sœurs. Elle a eu deux enfants qui sont morts à 2 et à 3 ans d'inflammation de poitrine sans convulsions.

Début de sa maladie, il y a un an, par toux, amaigrissement, affaiblissement, pâleur, persistance des règles.

Il y a quatre mois, aggravation et hémoptysie abondante pendant une journée entière.

Entrée à l'hôpital de la Charité, salle Saint-Vincent, n° 29 (service de M. Charles Bernard), le 18 juin 1856.

A cette époque, M. Bernard constate ce qui suit :

Sous la clavicule droite il y a de la douleur ; à la percussion, il y a moins de sonorité qu'à gauche, craquements humides, rhonchus.

En arrière et à droite, il y a de la matité, et une respiration caverneuse éloignée.

A gauche la respiration est rude, dans toute la partie antérieure ; en arrière dans la région sous-épineuse on trouve de gros craquements humides.

Diagnostic. — A gauche tubercules ramollis, à droite une excavation au niveau de l'épine de l'omoplate et en avant de petites excavations dans toute la hauteur.

Le 21 juin. —Elle a été examinée par M. Empis avant de commencer mon traitement. Voici ce que portent ses notes :

État actuel. Grande pâleur, grand amaigrissement, grande faiblesse. Langue nette, très-peu d'appétit et dégoût de la viande, désir de légumes seulement ; digestions bonnes d'ailleurs ; il n'y a jamais eu de diarrhée, ventre très-légèrement météorisé et quelque peu sensible. Foie débordant les fausses côtes de trois travers de doigt.

Les règles ont manqué aux deux avant-dernières époques, elles ont reparu le dernier mois, peu abondamment.

Pouls à 104 ; augmentation de la fièvre le soir et sueurs nocturnes copieuses.

Respiration courte, accélérée, toux fréquente ; expectoration très-abondante de crachats mucoso-purulents très-caractéristiques, un crachoir par jour tout plein.

Percussion. — Matité sous la clavicule droite, très-prononcée dans la fosse sus-épineuse du même côté.

Auscultation. — A droite en avant, sous la clavicule, quelques craquements humides. — Dans la fosse sus-épineuse droite, souffle caverneux, gargouillement et tout autour bulles humides nombreuses. Retentissement bronchophonique de la voix dans la fosse sus-épineuse droite. Dans la fosse sous-épineuse du même côté, quelques bruits de frottements pleurétiques ne se déplaçant pas par la toux et s'entendant mieux pendant l'expiration que pendant l'inspiration.

M. Empis diagnostique : Tubercules pulmonaires au sommet du poumon droit au deuxième et au troisième degré. Caverne.

L'état du poumon gauche n'est pas indiqué, sans doute par oubli.

Elle commence le traitement par 25 centigrammes d'hypophosphite de chaux.

Le 22. — Respirations, 30. Pulsations, 104 le matin, et 124 le soir.

Traitement. — 25 centigr. d'hypophosphite de chaux.

23 juin. — Pouls et respirations les mêmes, ainsi que le traitement.

1er juillet. — Traitement. — 70 centigr. du sel de chaux.

2 juillet. — Traitement. — Un gramme.

4 juillet. — Traitement. — 2 grammes.

5 juillet. — Traitement. — Un gramme d'hypophosphite de chaux. On la change de lit, et on la met au n° 6 de la même salle, parce qu'elle a une voisine qui l'empêche de dormir.

7 juillet. — Traitement. — 70 centigr. d'hypophosphite de chaux.

8 juillet. — L'état de la malade s'est beaucoup amélioré, l'appétit et les forces ont augmenté, les sueurs ont cessé ; elle se lève et peut descendre au jardin.

M. Bernard l'examine et constate ce qui suit : État général très-amélioré.

État local. Plus de douleur à la percussion, pas de matité sous la clavicule droite où la respiration est un peu soufflante, accompagnée de rhonchus sonores et de quelques bulles humides jusqu'au niveau de la troisième côte. En avant et à gauche la respiration est un peu forte. En arrière à droite, la sonorité est un peu diminuée dans les fosses sus et sous-épineuses. Dans la fosse sus-épineuse, la respiration est un peu faible et l'on y entend quelques craquements humides qui sont plus marqués dans la fosse sous-épineuse. Dans le reste du poumon il y a çà et là quelques bulles de râles humides et sibilants. En arrière et à gauche, il y a quelques petites bulles humides dans la fosse sus-épineuse, sauf cela la respiration paraît à peu près normale.

10 juillet. — Elle a eu une petite perte hier dans la journée. Dans la soirée violent frisson qui a duré trois heures suivi de chaleur et de sueur.

Je ne trouve rien de nouveau à l'auscultation. Je fais supprimer le vin et des injections aluminées qu'elle prenait depuis huit jours, pour des fleurs blanches.

Traitement. — Un gramme d'hypophosphite de chaux.

12 juillet. — La fièvre n'est pas revenue ; on continue le traitement d'hypophosphite de chaux à la dose d'un gramme et on y ajoute 5 centigr. de fer réduit par l'hydrogène.

Elle continue à aller assez bien avec de l'appétit et augmentation de forces jusqu'au 24 juillet. Alors elle se plaint d'un violent point de côté dans la région précordiale qui l'empêche de respirer. A l'auscultation, léger bruit de frottement en avant et à la base du poumon gauche ; en arrière et à la base, un peu de râle sous-crépitant. A droite quelques râles sibilants. — Facies pâle ; elle ne peut plus se coucher sur le côté gauche. Pas d'altération des bruits du cœur.

On supprime le fer et le vin.

26 juillet. — Elle ne mange que très-peu de chose, pas d'appétit, facies pâle et très-amaigri, diarrhée ; hier, trois selles. Elle attend ses règles. Le mois dernier, après avoir commencé le traitement, elles étaient revenues plus abondamment que la fois précédente, autant, dit-elle, que lorsqu'elle se portait bien.

On lui donne : Bismuth, un gramme. Extrait thébaïque, 5 centigr. Eau vineuse.

27 juillet. — La diarrhée est arrêtée, elle a bien dormi, elle a pris son vin, les règles n'ont pas paru.

Même prescription, et sinapismes au haut des cuisses.

29 juillet. — L'expectoration qui avait diminué de plus de moitié depuis le commencement du traitement a de nouveau augmenté. Elle a peu dormi. — Pouls, 140. Les règles n'ont pas paru, mais les forces et l'appétit ont augmenté un peu. Hier, pas de selle. Supprimer le bismuth et l'opium.

Traitement. — Un gramme d'hypophosphite de chaux.

30 juillet. — Pouls tellement fréquent qu'on peut à peine le compter. La toux a augmenté au point de l'empêcher de dormir.

L'expectoration est muco-purulente, très-abondante, il y a une grande dyspnée.

A l'auscultation la respiration à gauche est très-rude en avant et en arrière. A droite et en avant la respiration est très-faible avec des râles disséminés dans toute la hauteur. En arrière on trouve un souffle caverneux très-rude ; à la base, de gros râles muqueux et un retentissement caverneux de la voix très-intense.

Un vomitif d'ipéca.

31 juillet. — L'ipéca a agi surtout comme purgatif. Elle

n'a pas dormi. Peau chaude, prostration très-grande. Pouls, 144. Respirations, 40.

Traitement. — Un gramme d'hypophosphite de chaux.

1ᵉʳ août. — Expectoration très-considérable (plus d'un crachoir) presque entièrement purulente, on dirait qu'il s'est vidé une véritable vomique. La diarrhée n'a pas cessé ; le pouls peut à peine se compter ; respiration très-agitée. On trouve un souffle caverneux intense au sommet du poumon droit, tant en avant qu'en arrière, et à la base un gargouillement énorme. Du côté gauche, on trouve des râles humides nombreux, occupant toute la hauteur de la poitrine, soit en avant, soit en arrière.

Traitement. — 1ᵍʳ,50 d'hypophosphite de chaux. Bismuth, 2 grammes.

La diarrhée a un peu diminué, il n'y a pas eu de sueurs du tout, mais elle est très-faible et n'a pas dormi de toute la nuit. La respiration est râlante, mais la toux a diminué un peu, de même que l'expectoration qui reste cependant tout à fait purulente. Elle a un peu mangé.

Elle se plaint de bourdonnements d'oreilles et de surdité.

A l'auscultation je trouve un souffle caverneux, très-intense et un gargouillement énorme, occupant tout le côté droit du thorax, soit en avant soit en arrière. A gauche en arrière, il y a de gros râles muqueux à la base du poumon, et en avant quelques craquements disséminés ; la respiration se fait mal dans tout le reste de ce côté. Respirations, 40. Pouls, 136.

Même traitement.

3 août. — Pouls, 92. Respirations, 22.

Traitement. — 3 grammes d'hypophosphite de chaux.

4 août. — Pouls, 128. Respirations, 30.

Traitement. — 1ᵍʳ,50 d'hypophosphite de chaux.

5 août. — Respirations, 36. Pouls très-fréquent, mais la peau est fraîche ; pas de diarrhée, hier une selle naturelle. Les forces ont augmenté et elle n'a jamais eu, dit-elle, autant d'appétit depuis qu'elle est malade. Facies beaucoup meilleur, mais elle ne se lève plus.

Traitement. — Deux grammes d'hypophosphite de chaux.

6 août. — Pouls, 144. Respirations, 36. Se trouve un peu plus forte et hier elle s'est levée depuis une heure jusqu'à six heures. Elle a assez bien dormi la nuit dernière, mais elle a été réveillée assez souvent par la toux. Pas de sueurs ni de frisson. Hier pas de selle. Appétit assez bon.

Auscultation. — En arrière il y a de gros râles muqueux et sibilants occupant les deux côtés du thorax, surtout la base du poumon droit. En avant on entend à droite un gargouillement énorme et un souffle caverneux occupant toute la hauteur du poumon ; à gauche, la respiration est assez nette, sauf quelques craquements secs à la base.

Le facies est assez bon. L'expectoration est d'un caractère beaucoup moins purulent et remplit seulement la moitié du crachoir.

Même traitement.

7 août. — A dormi assez bien la nuit dernière. A sué un peu de la tête, hier a eu une selle naturelle, a mangé de la soupe et la moitié d'un pigeon. La respiration est râlante, 36 par minute ; pouls, 120 ; la peau est fraîche. Expectoration moindre et moins purulente ; toux quinteuse un peu diminuée. Forces très-amoindries ; hier elle est restée levée trois heures et s'est presque trouvée mal en se recouchant.

Traitement. — 3 grammes d'hypophosphite de chaux.

8 août. — Elle se plaint d'avoir eu hier des douleurs qui ont duré toute la journée dans tout le corps, et principa-

lement dans les jambes. Ne peut pas se lever, dyspnée très-considérable. A mangé assez bien, a eu trois selles hier. Expectoration un peu moindre, *un crachat rouillé*.

Traitement. — 3 grammes d'hypophosphite de chaux.

9 août. — A dormi assez bien, hier a mangé la moitié d'un pigeon, pas de sueurs la nuit, pas de diarrhée, une selle naturelle ; est trop faible pour se lever. — Symptômes d'asphyxie, ongles et lèvres bleus, dyspnée très-considérable, peau fraîche.

Suspension du traitement spécifique.

13 août. — Depuis le 9 la malade a continué dans le même état. Elle a succombé dans la nuit du 12 au 13.

*Autopsie.* — On trouve à l'ouverture de la poitrine de nombreuses adhérences des deux côtés ; le péricarde contient une grande quantité de sérosité.

Dans le poumon droit on trouve une petite excavation occupant le sommet et une autre qui envahit presque tout le lobe supérieur, le reste du poumon est complétement infiltré de tubercules, et son tissu atteint d'hépatisation rouges. Les tubercules ne paraissent pas en voie de ramollissement. Le poumon gauche contient un assez grand nombre de tubercules au sommet, il y en a aussi quelques autres épars dans le reste de l'organe, dont cependant les trois quarts environ sont presque libres de tubercules. Ces productions ne paraissent ni ramollies ni suppurées soit à leur centre, soit à leur périphérie, mais tout le tissu du poumon est atteint d'hépatisation rouge. Un morceau mis dans l'eau par M. Axenfeld tombe au fond. Le foie est gras et considérablement hypertrophié.

Le col de l'utérus paraît injecté, et il y a du sang dans le vagin.

Le cadavre, en général, semble contenir une grande quantité de sang, et n'offrir nullement cet état anémique

que l'on trouve chez les sujets qui ont succombé à la phthisie.

Dans ce cas la cause immédiate de la mort me paraît avoir été la phlegmasie de la partie des poumons non encore envahie par la tuberculisation. Je me demande si cet état n'aurait peut-être pas été favorisé par les hautes doses auxquelles la médication a été employée, quoique chez la malade de l'observation 12 des doses égales aient été employées avec avantage. Il m'a semblé que dans ce cas, ainsi que dans un ou deux autres, l'emploi du fer simultanément avec le traitement spécifique a été presque immédiatement suivi de symptômes de congestion ou d'inflammation. Il est probable que dans tous les cas la maladie aurait eu une terminaison funeste, mais d'après l'expérience que j'ai de la marche de la phthisie dans les pays chauds, je crois que sous un climat moins sujet aux variations atmosphériques, cette malade aurait pu, avec l'aide du traitement, vivre encore fort longtemps.

### 31° Observation.

Charles K....., 33 ans, non marié; garçon de salle, né dans le grand duché de Bade.

Aucun de ses parents ne souffre de la poitrine.

7 août 1856. — Sa maladie a commencé il y a huit mois par de la toux, sans point de côté et sans fièvre; il l'a négligée à cause de ses occupations. Il a beaucoup maigri; les forces et l'appétit ont beaucoup diminué. Depuis quatre semaines il sue, pendant la nuit, du cou, de la poitrine et de la tête. Il y a quinze jours il a eu une expectoration sanglante qui n'a duré qu'un seul jour; depuis six semaines il a une selle liquide par jour. Expectoration à peu près la

moitié d'un verre. Toux très-fréquente et très-fatigante. Pouls, 100.

État local. — En avant sonorité à peu près normale des deux côtés. Respiration plus faible au sommet du poumon gauche qu'à droite, toux et voix sans caractères notables. En arrière respiration notablement plus faible à gauche, surtout au niveau de la fosse sus-épineuse, où il y a quelques craquements. En arrière, à droite, la respiration est à peu près normale. Toux et voix, rien de notable, mais un peu plus retentissantes à gauche.

Diagnostic. — Tubercules au premier et au deuxième degré au sommet du poumon gauche; probablement lésions intestinales.

Traitement. — Hypophosphite de chaux, 20 centigr.

9 août. — Le malade dit que la toux a beaucoup diminué, ainsi que l'expectoration; l'appétit et les forces ont augmenté; les sueurs sont de beaucoup amoindries.

Traitement. — Hypophosphite de chaux, 50 centigr.

Le traitement a continué jusqu'au 1er septembre.

Après un mieux assez sensible (sauf sous le rapport de la diarrhée) et une augmentation considérable de l'appétit et des forces, le malade mangeant cinq fois par jour; il a commencé à se plaindre il y a environ dix jours, de douleurs à l'épigastre, surtout après avoir mangé, d'envies de vomir, de frissons assez forts, d'accès de chaleur, revenant irrégulièrement sans céphalalgie, de sueurs augmentées la nuit. Il a eu un ou deux vomissements bilieux. Le pouls est petit et donne 120 pulsations, se laissant déprimer facilement; tous les jours une selle liquide. Pas de dyspnée. Les forces n'ont pas diminué.

Je lui prescris de réduire ses repas à deux par jour.

2 septembre. — Il dit qu'il se trouve mieux, qu'il n'a pas eu de frisson ni d'accès de chaleur, il a moins sué, et

sa selle ce matin n'a pas été liquide. Pouls plus plein et plus résistant.

Traitement. — Hypophosphite de chaux, 50 centigr.

3 septembre. — Hier, à quatre heures, il a eu un peu de fièvre, sans frissons et non suivie de sueurs, il a sué très-peu pendant la nuit ; a eu un vomissement bilieux au milieu de la nuit. A mangé sans douleurs d'estomac ; l'appétit est bon, les forces assez bonnes ; la toux a beaucoup diminué depuis le commencement du traitement, ainsi que l'expectoration ; un léger point de côté sous la clavicule gauche. — Pouls, 104, plus fort et plus plein. Respirations, 34.

État local. — A gauche et en avant il y a un peu moins de sonorité qu'à droite, la respiration y est soufflante, avec quelques craquements secs n'augmentant pas pendant la toux ; voix plus retentissante qu'à droite. A droite et en avant il n'y a rien de bien notable. A gauche en arrière, respiration faible dans la fosse sus-épineuse avec retentissement de la voix. Dans le reste de ce côté la respiration est plus faible qu'à droite, où elle est un peu exagérée. La percussion en arrière donne un son à peu près égal des deux côtés, mais assez mat.

Éruption sur le dos de nombreuses plaques de psoriasis, d'un aspect cuivré suspect, qui n'existaient pas au commencement du traitement.

Il dit qu'il y a huit mois il a eu un écoulement et un chancre ; le dernier a été traité au moyen d'une pommade et a été guéri en huit jours ; l'écoulement a duré trois mois, et a été guéri au moyen d'injections. La toux a commencé à cette époque et n'a pas cessé depuis.

8 septembre. — Pouls, 104. Hier il a eu quatre selles en diarrhée avec des coliques ; pas de frissons, n'a pas sué la nuit. Il a peu toussé et peu expectoré.

Traitement. — 50 centigr. du sel de soude et de plus prendre la pilule suivante :

Extrait thébaïque.................. }<br>
— de ciguë................. } āā 25 milligr.

9 septembre. — Pouls, 120. Hier, dans l'après-midi, il a vomi, dit-il, de la bile à la suite d'une quinte ; deux selles en diarrhée ; a sué très-peu ; a toussé un peu pendant la nuit, peu d'expectoration.

Même traitement.

10 septembre. — Pouls, 112. Peau chaude, pas de fièvre ni de frissons ; a peu sué ; pas de céphalalgie ; deux selles liquides. Crache moins, moins de toux. Appétit bon et forces augmentées.

Traitement. — 50 centigr. d'hypophosphite de soude ; prendre le matin la pilule de ciguë prescrite le 8 et le soir la pilule suivante :

Extrait de ciguë............ 5 centigr.<br>
Proto-iodure de mercure..... 25 milligr.

12 septembre. — Hier il a eu de la diarrhée (produite peut-être par la pilule), mais il tousse moins et l'expectoration a aussi diminué. N'a pas sué, n'a eu ni frissons ni fièvre.

Supprimer la pilule de mercure le soir et prendre celle de ciguë et d'opium seulement.

Traitement. — 50 centigr. d'hypophosphite de soude.

13 septembre. — Pas de sueurs, pas de frissons, pas de diarrhée (une selle naturelle), toux diminuée, ainsi que l'expectoration ; l'appétit est bon, ainsi que les forces. Pouls, 104. Même traitement.

15 septembre. — Pouls, 120. A eu du frisson sept ou huit fois depuis samedi suivi de fièvre ; sans sueurs la nuit, pas de diarrhée (une selle naturelle chaque jour) : a

toussé un peu plus (le temps a été froid et pluvieux) et a
peu craché, mais il a eu des nausées. Appétit un peu diminué. A pris sa pilule de ciguë. Je prescris d'y joindre ce
soir celle d'hydrargyre.

Traitement. — 50 centigr. d'hypophosphite de soude.

16 septembre. — Pouls, 100. Pas de sueurs, pas de frisson, pas de diarrhée (une selle) ; appétit bon, ainsi que les
forces. Continuer les deux pilules.

Traitement. — 50 centigr. du sel de soude.

17 septembre. — A eu quelques frissons à cinq heures
hier, sans fièvre, et a sué un peu ce matin. A pris ses deux
pilules ; pas de diarrhée (une selle solide), pas de coliques, l'appétit bon, ainsi que les forces, un peu de toux
et d'expectoration. Pouls, 104.

Continuer les pilules, et 50 centigr. du sel de soude.

19 septembre. — N'est pas venu hier parce qu'il a eu
une quinte de toux qui lui a fait vomir son déjeuner. A eu
des frissons et un peu de fièvre hier ; a pris ses deux pilules ; pas d'appétit, gastralgie. Pouls, 120. Forces bonnes.
Suspendre la pilule d'hydrargyre et prendre celle de ciguë
et d'opium seulement.

Traitement. — 50 centigr. d'hypophosphite de soude.

20 septembre. — A vomi son déjeuner ce matin à la
suite d'une quinte. La toux est fréquente, et le fatigue beaucoup. Il y a quelques stries de sang dans les crachats. Il a
eu des coliques ce matin et un peu de diarrhée (une selle),
pas de frisson ni de fièvre. A sué un peu. Pouls, 120. Pas
de traitement.

A prendre la potion suivante :

| | | |
|---|---|---|
| Teinture de scille................ | | 4gr·00 |
| — de digitale............ | āā | 2 00 |
| — thébaïque.,............ | | |
| Kermès...................... | | 0 60 |
| Sirop...................... | | 120 00 |

Une cuillerée par heure, à partir de huit heures du soir jusqu'à ce qu'il s'endorme.

22 septembre. — Hier il a vomi son déjeuner, mais ne l'a pas fait aujourd'hui. Pouls, 120. Toux augmentée. N'a pas sué pendant la nuit; pas de sang dans les crachats, pas de mal de tête. Pas de diarrhée (une selle), appétit assez bon.

Pas de traitement spécifique. Continuer la potion.

23 septembre. — N'a pas vomi, a moins toussé et a moins craché, n'a pas sué. Pouls, 104. Deux garde-robes sans diarrhée, appétit assez bon.

Continuer la potion. En prendre 2 cuillerées à soupe dans la journée.

24 septembre. — N'est pas venu à la consultation.

25 septembre. — N'a pas eu de fièvre, mais s'est senti très-mal à l'aise. Il n'a pas sué du tout pendant la nuit. N'a pas toussé beaucoup, mais il crache davantage. Diarrhée (une selle) ce matin. Pas d'appétit, forces diminuées. Pouls, 120.

Suspendre la potion.

30 septembre. — Ne sue plus la nuit; pas de diarrhée, mais ne dort pas bien. Appétit bon. Pouls, 120.

Traitement. — 40 centigr. d'hypophosphite de chaux.

1er octobre. — Ce matin il a eu un accès de toux, qui lui a fait vomir son déjeuner. A mieux dormi, n'a pas sué du tout; appétit bon. Pas de diarrhée.

Traitement. — 40 centigr. d'hypophosphite de chaux.

3 octobre. — A beaucoup toussé, n'a pas sué du tout, pas de diarrhée (une selle); appétit assez bon; très-essoufflé quand il marche; n'a pas vomi. Pouls, 120.

Traitement. — 40 centigr. du sel de chaux.

4 octobre. — Pouls, 120. A beaucoup toussé et craché. Diarrhée (une selle), n'a pas vomi, se plaint d'insomnie;

pas de mal de tête ; pas de point de côté ; pas de sueurs, ni de frissons, ni de fièvre ; forces diminuées.

Traitement. — 10 centigr. d'hypophosphite d'ammoniaque.

6 octobre. — Pouls, 120. — Depuis samedi il éprouve une douleur à l'épigastre et se plaint de ce que son manger ne passe pas (deux selles ce matin), pas de coliques. A bien dormi, n'a pas sué du tout , toux et expectoration les mêmes ; ni frissons, ni fièvre, ni mal de tête. Les forces meilleures.

Traitement. — 20 centigr. d'hypophosphite d'ammoniaque.

7 octobre. — N'a pu dormir. Il a beaucoup toussé pendant la nuit. Il n'a plus de gastralgie, pas de diarrhée, (une selle tout à fait noire ce matin) ; n'a pas eu de frisson ni de fièvre, n'a pas sué du tout. L'appétit bon ; forces meilleures. Pouls, 134.

Traitement. — 40 centigr. d'hypophosphite d'ammoniaque.

10 octobre. — Il dort fort mal, ne sue pas du tout. Renvois après les repas, diarrhée et coliques depuis hier ; pas de fièvre ni de frissons ; appétit meilleur, forces aussi. Toux et expectoration les mêmes.

Traitement. — 50 centigr. d'hypophosphite d'ammoniaque.

11 octobre. — Il m'envoie dire qu'hier il a vomi son manger, qu'aujourd'hui il a beaucoup de fièvre et ne peut pas venir.

13 octobre. — Pouls, 120. A vomi de la bile avant-hier. N'a pas de mal de tête ; pas de frissons ni de fièvre ; ne sue pas du tout la nuit. Diarrhée (hier quatre selles, aujourd'hui deux selles). Toux très-fréquente et expectora-

tion augmentée. L'appétit est meilleur. Se plaint surtout d'insommie.

Traitement. — 60 centigr. d'hypophosphite de chaux et en outre la potion suivante :

> Kermès minéral..............    0gr60
> Extrait thébaïque............    15 00
> Sirop........................   120 00

Une cuillerée à bouche matin et soir.

15 octobre. — Hier il a vomi beaucoup de bile. Pas de diarrhée. A moins toussé, craché de même ; a mieux dormi ; pas de mal de tête. Pas de fièvre ni de frissons ; pas de sueurs. Forces meilleures ; l'appétit de même. Pouls, 120.

Traitement. — 60 centigr. du sel de chaux.

21 octobre. — N'est pas venu parce qu'il a eu une violente diarrhée. La toux et l'expectoration ont diminué.

> Bismuth......................    1gr00
> Extrait thébaïque............    0 05

Le malade a continué dans le même état jusqu'au commencement du mois de novembre. La diarrhée a toujours été en augmentant ; l'état des poumons n'a pas éprouvé de changements bien notables, et il a succombé enfin à l'aggravation qui s'est montrée du côté des intestins. Le traitement a duré en tout deux mois et demi. Il est à penser que, vu l'état des voies digestives, le résultat eût été tôt ou tard le même, mais je ne puis m'empêcher de croire qu'il a été hâté par les grands écarts de régime du malade lui-même. Chez ce malade, ainsi que chez ceux des observations 29 et 33, le mieux n'a jamais été, du reste, aussi tranché que chez les autres ; de plus, les signes physiques étaient plus obscurs, et tous les trois donnaient pour point de départ à leur maladie une affection syphilitique. Y avait-il réellement là quelque rapport ?

**32ᵉ Observation.**

Mademoiselle Amélie **D...**, sœur de la malade de l'observation 34, malade depuis le mois de juillet 1855.

La maladie a commencé par une toux accompagnée de fièvre, après un excès de travail. La fièvre a duré huit jours, puis a diminué, à la suite d'un traitement par de l'huile de foie de morue. Le mieux a persisté jusqu'au mois de mars, époque à laquelle elle a recommencé à tousser davantage ; ses forces se sont amoindries et l'appétit a diminué. Au mois de mai elle a été prise de diarrhée qui persiste jusqu'aujourd'hui, mais qui est suspendue de temps en temps à l'aide de narcotiques et d'astringents.

Depuis le mois de décembre elle a cessé l'huile de foie de morue parce qu'elle la vomissait.

6 août. — Faiblesse considérable, grand amaigrissement, pâleur, diarrhée depuis le mois de mai, à l'exception d'un intervalle de trois semaines ; sueurs la nuit, assez pour mouiller la chemise, surtout dans le dos, à la tête et au cou. La fièvre avec frisson tous les jours à trois ou quatre heures de l'après-midi. Toux très-fréquente l'empêchant de dormir, expectoration de quoi remplir un verre à vin. Les règles manquent depuis deux mois; appétit presque perdu.

La malade avait été examinée le 30 juin par M. Louis, qui avait noté, à cette époque, ce qui suit :

« Sonorité semblable à gauche et à droite, bruit respira-
« toire plus développé sous la clavicule droite, accom-
« pagné des deux côtés de râle sous-crépitant plus ou

« moins fort, superficiel ou peu profond. Même râle en
« arrière aux deux sommets, au droit principalement avec
« un peu de bronchophonie.

« Ainsi la lésion est à peu près au même point à droite
« et à gauche. »

Le 9 août, je trouve à droite, dans la fosse sus-épineuse, souffle caverneux et gargouillement ; peu de retentissement de la voix. A droite, sous la clavicule, gargouillement avec un peu de retentissement de la voix. A gauche,
à peu près les mêmes signes qu'à droite, tant en avant qu'en
arrière.

Diagnostic. — Excavation au sommet des deux poumons.

Traitement. — Hypophosphite de chaux, 50 centigr.,
continué à la même dose les jours suivants.

11 août. — A moins toussé et a mieux reposé cette nuit ;
l'avant-dernière nuit, elle a moins sué, et la dernière pas
du tout. Depuis elle n'a eu ni frisson ni fièvre. Une garde-
robe naturelle. L'expectoration n'a pas diminué.

Même traitement, continué les jours suivants.

Le 26. — Depuis trois jours elle n'a plus de diarrhée,
mais depuis hier elle se plaint de frissons et d'une douleur
au côté droit, à la base du poumon. Rien de nouveau à
l'auscultation.

1er septembre. — La douleur persistant, je lui prescris
un vésicatoire *loco dolenti*, qu'on pansera avec de la poudre
de digitale.

Même traitement.

3 septembre. — Douleur un peu diminuée ; le vésicatoire a peu suppuré ; hier deux selles ; appétit assez bon ;
les sueurs sont revenues un peu ; pas de fièvre ni de
frissons, peu de toux et d'expectoration. Pouls, 88.

Continuer à panser le vésicatoire, et prendre matin et
soir une pilule comme suit :

Extrait thébaïque ................. 0gr025<br>
—   de ciguë................... 0  050

Pour deux pilules.

Traitement. — 50 centigr. d'hypophosphite de chaux.

4 septembre. — N'a ni toussé ni craché de toute la nuit;
quelques sueurs ce matin après avoir pris la seconde pilule.
Une garde-robe, appétit bon. Pouls, 100. Elle est venue
à pied. Se plaint de ce que la pilule l'engourdit.

Je prescris :

Extrait thébaïque............. 0gr025<br>
—   de ciguë.............. 0  100

Pour quatre pilules. — Une matin et soir.

5 septembre. — Pouls, 100. — Pas de fièvre, très-peu
de sueurs, appétit et forces augmentés, se plaint beaucoup
du vésicatoire. N'a pas toussé du tout dans la journée, et
seulement un peu le soir. Pas de selle depuis deux jours;
suspendre la pilule du matin.

Traitement. — 50 centigr. du sel de soude.

6 septembre. — Continue à aller très-bien. Le point de
côté a disparu; la toux est revenue, mais en somme elle
a beaucoup diminué, ainsi que l'expectoration. Elle a
très-peu sué, elle a bien dormi; les forces et l'appétit ont
augmenté. Pouls, 88.

Traitement. — 50 centigr. d'hypophosphite de soude.

8 septembre. — Pouls, 108. Avant-hier et hier, elle a
eu la fièvre très-fort après avoir dîné; elle a beaucoup sué,
et a toussé toute la nuit, à cause d'un grand picotement
dans la gorge ; l'expectoration est beaucoup augmentée.

Je prescris :

Extrait thébaïque............ ...  0gr15
—     de ciguë................  0 50

Pour 10 pilules. Une chaque soir.

Son vésicatoire est presque sec.

Traitement. — 50 centigr. du sel de soude.

9 septembre. — Pouls, 88. A eu de la fièvre hier en sortant d'ici, sans frissons ; cela a duré jusqu'à six heures du soir. Sueurs toute la nuit, peu de toux et d'expectoration. Le vésicatoire est presque sec ; pas de point de côté. A pris une pilule hier au soir et une autre ce matin.

Suspension du traitement spécifique ; pilule le soir seulement.

10 septembre. — Pouls, 100. Pas de fièvre ni de frissons, un peu de sueur, pas de céphalalgie, pas de point de côté ; elle a toussé très-peu ; peu d'expectoration ; les forces sont augmentées ; l'appétit est très-bon ; une garde-robe naturelle.

Traitement. — 50 centigr. de sel de chaux.

11 septembre. — Pouls, 108. Elle a sué un peu, mais n'a pas eu de fièvre le soir. Elle a senti quelques coliques sans diarrhée ; l'appétit est très-bon ; la toux et l'expectoration sont diminuées de beaucoup.

Même traitement.

12 septembre. — Pouls, 100. A eu de la fièvre hier au soir, précédée de frisson et suivie de sueurs ; quelques coliques avec de la diarrhée (une selle). A beaucoup toussé et expectoré. Plus de point de côté.

Même traitement.

13 septembre. — Pouls, 102. Se plaint de douleurs dans tout le corps, et surtout dans les membres. A eu de la fièvre et des frissons, a beaucoup sué ; quelques coliques, pas de

diarrhée. A beaucoup toussé et expectoré. J'ordonne :

<pre>
Kermès minéral..............    0gr50
Teinture de scille...........    8  00
    —    de digitale.........    4  00
    —    d'opium ............    2. 00
Sirop simple................  120  00
</pre>

Une cuillerée chaque heure.

Traitement. — 50 centigr. d'hypophosphite de soude.

15 septembre. — Samedi, elle a pris 4 cuillerées et hier 3 de la potion qui a agi comme purgatif, elle a eu encore 4 selles liquides ce matin. A peu toussé, et a beaucoup craché, a sué beaucoup. Pouls, 100. Pas de point de côté ni de courbature.

Traitement. — 50 centigr. du sel de soude, suspendre l'usage de la potion. Bismuth, 4 grammes, en quatre fois.

16 septembre. — Pouls, 102. Hier, à trois heures, violents frissons, suivis de fièvre ; a sué un peu pendant la nuit. La diarrhée est arrêtée. Se sent la tête lourde, a peu toussé et a craché comme d'habitude, pas de point de côté, l'appétit un peu diminué ; soif.

Traitement. — 75 centigr. du sel de soude.

17 septembre. — Plus de diarrhée ; très-peu de frisson, pas de fièvre, un peu de sueur pendant la nuit. A toussé assez souvent, et a craché comme d'habitude ; pas de point de côté (un peu de douleur en toussant, qu'elle attribue au vésicatoire). Elle se couche bien sur le côté. Appétit le même, forces augmentées. — Pouls, 104 ; est venue à pied.

Même traitement.

18 septembre. — Un peu de frisson suivi de fièvre ; a sué beaucoup pendant la nuit ; toux et expectoration comme d'habitude ; appétit de même, pas de diarrhée ; un peu de céphalalgie.

Traitement. — Un gramme du sel de soude.

19 septembre.—Pouls, 100.— Hier a eu la fièvre toute la journée avec frissons et a sué beaucoup. Elle a beaucoup toussé et craché, pas de point de côté; céphalalgie; pas de diarrhée (une selle naturelle), appétit bon.

Pilule de 20 centigr. d'oxyde d'antimoine, et 2 milligr. d'extrait thébaïque.

Pas de traitement spécifique.

20 septembre. — A moins sué ; elle a toujours un peu de céphalalgie. La respiration est courte. Pas de diarrhée. Moins d'appétit. Se couche bien sur les deux côtés et sur le dos.

Pas de traitement spécifique. Répéter la pilule.

22 septembre. — Pouls, 104. Quelques frissons hier, peu de sueurs la nuit dernière, mais dans celle d'avant-hier elle en a eu beaucoup : pas de diarrhée. Pas de point de côté, toujours mal de tête; a bien dormi, a peu toussé et peu craché. Les forces sont bonnes, mais l'appétit n'a pas augmenté. Se plaint de ce que la respiration est toujours très-gênée. Elle a pu cependant venir à pied.

Continuer la pilule tous les soirs. Pas de traitement.

23 septembre. — Moins de fièvre et de frissons, toujours la même céphalalgie, a beaucoup sué et a toussé comme d'habitude; l'expectoration de même. Depuis hier au soir, point de côté à gauche, quand elle tousse. Toujours de la gêne et de l'oppression ; pas de diarrhée. Pouls, 104.

Continuer la pilule.

Traitement. — Un gramme d'hypophosphite de chaux.

24 septembre. — Comme le point de côté a augmenté, on lui a mis un vésicatoire *loco dolenti :* pendant la nuit dernière elle a beaucoup craché et toussé. Elle a eu hier de la fièvre, mais moins fort que ces jours passés. Elle a sué beaucoup pendant la nuit. Elle a toujours mal à la tête. Pas de diarrhée.

Traitement. — Un gramme du sel de chaux. Continuer la pilule.

2 octobre. — Le mauvais temps et l'aggravation des symptômes l'ont empêchée de venir depuis le 24. Elle a toujours un peu de fièvre le soir ; elle sue plus que jamais. Pouls, 100. Toujours des maux de tête ; hier de la diarrhée. Les forces ont beaucoup diminué, ainsi que l'appétit.

Traitement. — 40 centigr. d'hypophosphite de chaux.

3 octobre. — Elle a beaucoup sué, mais elle dit qu'elle se sent plus forte. Une selle liquide. Toux et expectoration augmentées. Pouls, 104. Plus de point de côté.

Traitement. — 40 centigr. du sel de chaux.

4 octobre. — Se plaint de douleurs vagues, de maux de tête, de sueurs très-abondantes ; pas de frisssons, ni de fièvre, ni de diarrhée.

Traitement. — 60 centigr. du sel de chaux.

6 octobre. — A eu de la diarrhée hier (cinq selles). Aujourd'hui deux selles avec coliques, pas de fièvre ni de frissons, pas de sueurs, forces très-augmentées, pas d'appétit, mal de gorge très-fort ; le larynx n'est pas douloureux à la pression. Toux la même. Pouls, 108.

Traitement. — 60 centigr. du sel de chaux.

7 octobre. — Pas de diarrhée, pas de coliques, peu de fièvre, a moins sué, elle n'a pas beaucoup toussé, mais elle a beaucoup craché, le mal de gorge est plus fort ; l'appétit reste le même ; les forces sont très-augmentées. Pouls, 108.

Traitement. — 60 centigr. du sel de chaux.

8 octobre. — Ni diarrhée, ni coliques, pas de frissons ni de fièvre. Les sueurs ont diminué. Toux et expectoration la même chose. Pas d'appétit du tout. Pouls, 108. Les forces ont beaucoup augmenté, toujours mal de gorge.

Traitement. — 80 centigr. du sel de chaux.

10 octobre. — Diarrhée, coliques, quelques frissons, sueurs diminuées ; pas d'appétit. Très-grand mal de gorge, extinction de voix, peu de fièvre ; toujours mal de tête. Toux et expectoration augmentées.

Traitement. — 60 centigr. du sel de chaux.

11 octobre. — Toujours de la diarrhée, pas de frissons, pas de fièvre, toujours mal de tête, inappétence presque complète, sueurs un peu plus fortes qu'hier. Forces bonnes, moins de toux ; a très-bien dormi (a pris 8 gouttes de laudanum). Expectoration la même, mal de gorge le même.

Traitement. — 80 centigr. d'hypophosphite de chaux.

13 octobre. — Pouls, 108. La diarrhée persiste (trois selles hier et deux aujourd'hui), fièvre de midi à deux heures, n'a pas tant sué qu'il y a quelques jours ; pas d'appétit du tout. Toux et expectoration de même. Forces mauvaises.

A l'auscultation je trouve toujours à peu près les mêmes signes des deux côtés.

Traitement. — 80 centigr. du sel de chaux.

14 octobre. — A pris 12 gouttes de laudanum et a parfaitement dormi, a sué comme d'habitude, pas de diarrhée. Toux et expectoration les mêmes, appétit meilleur, forces bonnes. Gorge mieux, elle a eu très-chaud hier de trois heures à six heures. — Pouls, 108.

Traitement. — 80 centigr. du sel de chaux.

15 octobre. — Pouls, 108. — A pris 12 gouttes de laudanum, a bien dormi ; a sué moins qu'il y a huit jours. Une selle molle hier. La toux est moindre, l'expectoration la même, l'appétit est meilleur, ainsi que les forces. Elle dit qu'elle se sent mieux en tout ; elle a eu un peu chaud l'après-midi, mais sans frissons, et le mal de tête est aussi diminué.

Traitement. — 80 centigr. du sel de chaux.

16 octobre. — Deux selles ce matin, hier une colique.

N'a pas eu chaud ; elle a sué un peu plus que la nuit dernière, mais a bien dormi (a pris 12 gouttes de laudanum). Toux moindre, expectoration la même. Appétit bon, mal de tête comme hier. Pouls, 104.

Traitement. — 60 centigr. du sel de chaux.

17 octobre. — Mal de tête un peu plus fort aujourd'hui, surtout au front. Pas de fièvre, pas de diarrhée. Appétit meilleur, a bien dormi toute la nuit (12 gouttes de laudanum), a sué un peu, mais moins qu'hier. A toussé à peine, seulement un peu le matin. L'expectoration a aussi diminué. Pouls, 116. Elle dit qu'elle se sent beaucoup mieux et le facies est infiniment meilleur depuis quelques jours.

Traitement. — 60 centigr. du sel de chaux.

18 octobre. — Hier de la diarrhée. — La toux a augmenté ; pendant la nuit, elle a sué beaucoup. Mal de tête très-fort hier au soir. Pas de point de côté ; sentiment de brisure dans les jambes. Pouls, 118.

Traitement. — 60 centigr. d'hypophosphite de chaux.

20 octobre. — Toujours un fort mal de tête et douleurs dans les jambes ; quelques frissons et fièvre hier au soir, a sué un peu. A toussé et craché un peu moins. Pas de point de côté, pas de diarrhée (a pris 12 gouttes de laudanum). Pouls, 108.

Traitement. — Un gramme du sel de chaux.

21 octobre. — Diarrhée, trois selles. — Pouls, 108. Du reste, même état qu'hier.

Traitement. — Un gramme du sel de chaux.

23 octobre. — Diarrhée (hier quatre selles). A eu froid hier toute la journée. Toujours mal à la tête. Pouls, 108.

Traitement. — 40 centigr. du sel de chaux.

24 octobre. — La diarrhée continue (quatre selles), avec froid toute la journée ; pas de fièvre ; n'a pas sué. Mal de tête un peu moindre. Très-faible des bras et des jambes.

Même traitement, et diascordium, un gramme.

25 octobre. — La diarrhée continue (deux selles). Pouls, 108. Pas de fièvre; a très-peu sué. Mal de tête entièrement disparu. Très-faible des jambes.

Même traitement.

27 octobre. — Le mal de gorge a augmenté, ainsi que la toux; pas de point de côté. La diarrhée est arrêtée ce matin (une selle). Mal de tête; pas de fièvre hier. Pas de sueurs du tout; toujours aussi faible.

Traitement. — 60 centigr. du sel de chaux. Continuer le diascordium, à un gramme.

28 octobre. — Aujourd'hui deux selles. Le mal de gorge plus fort. Elle a beaucoup toussé et craché. Pas de sueurs ni de fièvre. Toujours faible.

Traitement. — 80 centigr. du sel de chaux. Décoction blanche, et diascordium, un gramme.

29 octobre. — Une selle naturelle. Mal de gorge très-fort. A peu toussé; expectoration la même; pas de fièvre, pas de sueurs du tout. Se sent plus forte; pas de mal de tête.

Traitement. — Un gramme du sel de chaux. Liniment ammoniacal à la gorge.

30 octobre. — Deux selles naturelles. Mal de gorge moindre. Moins de toux, beaucoup d'expectoration, pas de fièvre ni de sueurs, pas de mal de tête, se sent plus forte.

Traitement. — Un gramme du sel de chaux.

31 octobre. — Trois selles en diarrhée. Le mal de gorge est diminué. Pas de fièvre ni de sueurs. Toux et expectoration les mêmes. Mal de tête très-fort. Forces meilleures.

Traitement. — Un gramme du sel de chaux.

3 novembre. — Deux selles ce matin. A toussé beaucoup avant-hier et a saigné du nez. Mal de tête. Moins de mal de gorge, pas de sueurs, pas de fièvre.

Traitement. — 40 centigr. du sel de chaux.

5 novembre. — Hier une selle. Moins de mal de gorge; pas de fièvre ni de sueurs. Le mal de tête a cessé.

Traitement. — Un gramme du sel de chaux.

6 novembre. — Une selle sans diarrhée. Très-assoupie, toujours envie de dormir. Pas de fièvre, un peu de sueur la nuit dernière. Moins de toux, à peine d'expectoration. Appétit et forces meilleurs. Hier a encore saigné du nez une douzaine de gouttes. Le mal de gorge est le même.

Traitement. — Un gramme d'hypophosphite de soude.

8 novembre. — A toussé beaucoup. A un violent picotement à la gorge. Pas de fièvre, a sué un peu, et a toussé toute la nuit. Hier et cette nuit a encore saigné du nez quelques gouttes. Appétit meilleur.

Pas de traitement.

11 novembre. — La toux toujours très-forte. L'expectoration est la même, ainsi que le mal de gorge. Pas de fièvre, ni de sueurs. La diarrhée a diminué (hier deux selles), grand mal de tête depuis hier. Respiration très-gênée. Appétit et forces bons.

Pas de traitement.

12 novembre. — La toux est moins forte; dit qu'elle a comme la sensation d'une peau dans la gorge; deux garde-robes, pas de fièvre ni de sueurs; respiration très-gênée.

Traitement. — 60 centigr. du sel de soude.

17 novembre. — Très-grand mal de gorge; aphonie.

27 novembre. — Le temps est très-mauvais, et elle a été dix jours sans venir, pendant lesquels le traitement a été suspendu.

Traitement. — Un gramme du sel de soude.

Mes notes cessent à cette époque, et la malade a succombé peu de temps après.

### 33ᵉ Observation.

Sylvain-Gabriel A., âgé de 34 ans, charpentier, né dans le département de la Creuse, marié.

Ses parents et ses frères et sœurs sont sains et robustes.

7 juillet 1856. — Le malade rend compte d'une manière peu satisfaisante de ses antécédents; selon lui il aurait été pris, au mois de janvier dernier, d'une fièvre revenant tous les soirs avec frissons irréguliers. En juin de la même année, après avoir lavé sa chambre, il a été pris de point de côté avec toux qui a persisté depuis lors avec des accès de fièvre tous les soirs. Elle commence à sept heures et dure jusqu'à quatre heures du matin; elle n'est pas précédée de frissons et se termine par des sueurs peu abondantes. Il n'a jamais, dit-il, craché le sang, mais il en mouche assez souvent.

État actuel. — Tempérament nervoso-sanguin. A beaucoup maigri, a perdu complétement ses forces, et peut à peine marcher. Facies assez coloré, maigreur moyenne.

Il a des douleurs au côté droit au niveau de l'angle inférieur de l'omoplate, mais qui ne sont pas fixes. Toux quinteuse, se répétant surtout la nuit, il expectore des crachats muqueux, peu abondants. L'appétit a diminué, les digestions sont laborieuses, il a des coliques assez souvent. Il urine bien.

Sonorité normale, en avant, des deux côtés, si ce n'est que le foie paraît remonter jusqu'au niveau de la cinquième côte, et descendre jusqu'à cinq travers de doigt au-dessous du rebord des fausses côtes. Respiration et voix à peu près normales, en avant, des deux côtés. L'impulsion du cœur se voit dans le creux épigastrique. Les bruits sont à peu près normaux.

En arrière, sonorité normale. A l'auscultation, respiration peu nette des deux côtés, surtout dans la fosse sous-épineuse droite, où il y a quelques craquements secs, sensibles surtout lors de la toux, avec un retentissement notable de la voix. Dans la fosse sous-épineuse gauche il y a dans les grandes inspirations quelques bruits de frottement pleurétique.

Diagnostic. — Douteux : adhérences pleurétiques à gauche et quelques tubercules ramollis à droite, au niveau de la fosse sous-épineuse.

> Pr. Oxyde blanc d'antimoine... 0gr50
> Extrait de ciguë............ 0 10
> Pour six pilules,

En prendre une tous les soirs.

14 juillet. — Le malade a achevé ses pilules. Il n'y a pas de changement notable dans son état.

16 juillet. — Hypophosphite de chaux, 50 centigr. ; continués les jours suivants à la même dose.

12 août. — Depuis la dernière note, le malade va beaucoup mieux. Il a plus de force, la toux et l'expectoration ont beaucoup diminué.

26 août. — Depuis plusieurs jours le malade a été repris de fièvre avec céphalalgie intense, venant tantôt le soir, tantôt au milieu de la journée, précédée en général de frissons. Pendant ce temps les digestions ont été pénibles ; il n'y a pas de diarrhée, une selle naturelle par jour. La nuit, sueurs excessivement abondantes. Hier il a changé deux fois de chemise. Ses forces ont beaucoup diminué. Il a pris quatre jours de suite une pilule de 50 centigr. de sulfate de quinine et 5 centigr. d'oxyde blanc d'antimoine ; mais la fièvre

a augmenté, ce qui me les a fait suspendre. Expectoration peu abondante, non rouillée. Urine très-foncée, épaisse.

A prendre matin et soir :

> Oxyde blanc d'antimoine...... 0gr10
> Extrait de ciguë............... 0 02

29 août. — Hier il a eu moins de fièvre, pas de frissons, moins de céphalalgie, pas de douleur épigastrique après avoir mangé.

Depuis huit jours j'ai suspendu le traitement spécifique.

J'examine de nouveau le malade. A la percussion, diminution notable de la sonorité dans toute la région sous-claviculaire droite. Dans ce même point la respiration est faible avec quelques craquements secs et quelques râles sibilants ; à la base du poumon la respiration est presque nulle et il y a quelques râles sibilants éloignés. Retentissement de la voix très-considérable à droite dans toute la région sous-claviculaire. A gauche, respiration rude par endroits.

En arrière, à droite, sonorité à peu près la même qu'à gauche, râles humides nombreux dans les régions sus et sous-épineuses, où il y a aussi un retentissement considérable de la voix ; dans la région sous-scapulaire la respiration est faible. En arrière, à gauche, la respiration est à peu près normale, sans retentissement de la voix. Pouls, 120. Respirations, 30.

Même traitement.

3 septembre. — Hier en sortant de chez moi il a eu quelques frissons non suivis de fièvre ni de sueurs. Pas de fièvre ni de sueurs pendant la nuit, moins de céphalalgie. Appétit assez bon, a mangé et n'a pas éprouvé de gêne à l'épigastre, a dormi toute la nuit d'un somme. A eu une forte quinte, hier au soir, et ce matin. Forces toujours

mauvaises ; l'expectoration n'a pas augmenté. Accès de dyspnée de temps en temps. Pouls, 108. Respirations, 26. Il dit qu'en somme il se sent mieux.

Continuer la suspension du traitement spécifique et prendre les mêmes pilules.

4 septembre. — Pouls, 140. Respirations, 24.

Hier, il a eu quelques frissons, mais moins forts, et non suivis de chaleur ; il n'a pas sué de toute la nuit ; il a toujours de la céphalalgie le matin en se levant. A mangé avec un peu d'appétit et n'a pas eu d'embarras dans la digestion. Les forces n'augmentent pas.

Ce matin, il me dit qu'il y a trois ans à peu près, il a eu un chancre qui a duré huit jours et qui a été guéri par la cautérisation. Le malade est très-chauve, mais il dit que cela a précédé sa maladie vénérienne. Il dit n'en avoir jamais eu d'autre. La fièvre date d'il y a dix-huit mois, ses céphalalgies d'il y a au moins douze ans. Sur le corps du malade on n'aperçoit aucune trace d'éruption ; il dit n'en avoir jamais eu, mais qu'il avait une démangeaison aux parties, augmentant par la chaleur du lit, qui datait (assure-t-il) de cinq ans, c'est-à-dire deux ans avant le chancre, et qui le tourmentait beaucoup. Elle a disparu, dit-il, depuis un mois, avant de commencer ses pilules d'antimoine (le 29 août) ; mais il n'en est pas sûr. Les coliques ont cessé depuis longtemps. Je prescris :

Pr. Oxyde blanc d'antimoine... 0gr50<br>
Extrait de ciguë............. 0 50<br>
Faites dix pilules. A prendre une le matin et une le soir.

5 septembre. — Il a été bien hier, mais dans la nuit il a eu un frisson qui a duré très-longtemps, il a sué beaucoup ; pas de diarrhée, peu d'appétit. Pouls, 108.

6 septembre. — Pouls, 120. Hier a eu un peu de fièvre

sans frisson, pas de diarrhée. Toux et expectoration diminuées beaucoup depuis qu'il prend les pilules. La céphalalgie a aussi diminué, mais les forces n'augmentent pas;
plus de gastralgie. Apris ses deux pilules. A sué pendant
la nuit, mais a bien dormi.

Bruits du cœur normaux.

8 septembre. — Pouls, 120. Hier a eu un frisson qui a
duré à peu près une heure, il a sué la nuit; pas de gastralgie. Une selle tous les jours. Les forces n'augmentent pas.
L'appétit est un peu meilleur.

9 septembre. — Pouls, 112. Hier deux frissons, l'un
des deux a été suivi de chaleur ; appétit bon ; il a sué pendant la nuit, a bien dormi ; les forces n'augmentent pas.
Continuer à prendre le matin une pilule d'antimoine, et
le soir une composée de :

<br>

> Extrait de ciguë................ 0gr050
> Proto-iodure d'hydrargyre.... 0 025

Il recommence le traitement spécifique d'hypophosphite
de soude, à la dose de 50 centigr.

10 septembre. — A eu un peu de frisson; hier il a sué à
peine, il a peu toussé et peu craché ; l'appétit est bon, mais
les forces ne sont pas augmentées. Pas de mal de tête, pas
de point de côté. A pris sa pilule d'antimoine le matin et
celle d'hydrargyre le soir. Un peu de pesanteur d'estomac
après avoir mangé. Pouls, 108.

Traitement. — 25 centigr. d'hypophosphite de soude.

11 septembre. — Hier pas de frisson, mais il s'est trouvé
très-faible et ce matin s'est réveillé avec un grand mal de
tête et d'estomac ; pas de diarrhée, a sué comme d'habitude. Pesanteur d'estomac avant d'avoir mangé, mais pas
après.

12 septembre. — A eu un frisson ce matin, mais n'en a

pas eu hier ; a sué pendant la nuit. A pris ses deux pilules matin et soir, appétit augmenté. La céphalalgie a diminué ; toux moindre, a mieux dormi, l'expectoration a diminué.

Continuer ses deux pilules matin et soir et 50 centigr. d'hypophosphite de soude.

13 septembre. — Pouls, 120. Est venu à pied. Pas de frisson ; un peu de chaleur ; a sué beaucoup et a beaucoup toussé; pas de céphalalgie, appétit bon ; pas de diarrhée. Il est toujours faible.

Traitement. — 25 centigr. du sel de soude. Pilule matin et soir.

15 septembre. — Samedi frisson très-fort; hier et aujourd'hui il a été moindre. Il a sué ; il a peu toussé et craché. Pouls, 120. L'appétit est assez bon ; pas de gastralgie, toujours un peu de céphalalgie, mais moins forte. Les forces diminuent toujours.

Traitement. — 50 centigr. d'hypophosphite de soude.

16 septembre. — Hier il a eu la fièvre et des battements de cœur toute la journée; il a sué au point de mouiller une chemise ; il a eu une selle ; il est excessivement abattu. Pouls, 120. Gastralgie très-forte, pas d'appétit, céphalalgie, a eu des douleurs dans les bras et les épaules pendant la nuit, sommeil très-agité. Il tousse et crache très-peu.

J'ordonne iodure de potassium, 50 centigr. à prendre en deux fois. Pas de traitement spécifique.

17 septembre. — N'a pas eu de frisson, mais il a sué plus que d'habitude (il a mouillé deux chemises), pas de fièvre ; toujours de la céphalalgie, quoique pas aussi forte que dans les premiers temps. Pas de gastralgie, mais de la pesanteur d'estomac. Beaucoup de toux et expectoration abondante d'un liquide transparent ; une selle. Pouls,

120. A toujours des palpitations de cœur et la respiration fréquente. Il est très-faible, et ne vient qu'en voiture. Il a dormi assez bien.

19 septembre. — Hier il n'est pas venu parce qu'en se levant il a été saisi d'un battement de cœur si fort qu'il a été obligé de se recoucher. Sueurs excessivement abondantes (il mouille trois chemises par nuit). Toujours de la céphalalgie. Pouls, 120. Hier ni frisson, ni fièvre; appétit diminué; il est très-affaibli. Toux et expectoration, peu abondantes. J'ordonne tous les soirs une pilule de 5 centigr. de ciguë et un centigr. d'extrait thébaïque.

20 septembre. — A pris la pilule, a sué deux chemises ; hier n'a pas eu de frisson, battements de cœur moins forts, peu de fièvre, pas de mal de tête. Ce matin a eu froid.

A l'examen je ne trouve pas de changement dans les signes physiques, si ce n'est que les battements du cœur sont faibles et sourds. Pouls, 120, médiocrement fort.

Un granule de digitaline matin et soir.

21 septembre. — N'a pas sué autant, mais il a été pris de frisson en venant ici. Pouls, 120.

Continuer la digitaline.

22 septembre. — Je suis allé voir ce malade que je trouve couché. Hier il n'a eu ni frisson ni fièvre, et il a très-peu sué pendant la nuit. Le malade, en voulant se lever aujourd'hui, a encore été pris de palpitation violente du cœur et obligé de se recoucher. Il a peu toussé et peu expectoré. Les crachats sont entièrement muqueux. Le pouls est à 100, fréquent et médiocrement plein. Il y a un peu de constipation ; l'appétit se conserve assez bien.

A l'examen je trouve une matité considérable en avant et à droite s'étendant jusqu'à trois travers de doigt au-dessous de la clavicule ; dans le même point on entend quelques gros râles humides et quelques craquements ; à gauche et à la base on entend un peu de râle crépitant très-fin. Les battements de cœur sont faibles et éloignés, sans caractère anormal; il n'y a pas de matité précordiale. En arrière il y a diminution de la sonorité dans toute la hauteur du poumon droit, la respiration y est faible, et on entend çà et là dans toute la hauteur les mêmes râles qu'en avant. A gauche et en arrière la respiration es normale.

Je prescris de continuer un granule de digitaline matin et soir, et d'y ajouter deux cuillerées à soupe chaque fois de la potion suivante :

```
Pr. Kermès minéral......    0gr60
    Teinture de scille.. ..     8
    —    de digitale...        2
    —    d'opium .....         2
    Sirop simple.........    120
```

28 septembre. — Le malade est mieux; il a cessé depuis trois jours la potion parce qu'elle semblait augmenter la faiblesse, mais il continue la digitaline. Pouls, 100. Battements du cœur toujours faibles et éloignés, avec un léger souffle au premier temps. Râles dans le poumon droit, moins nombreux, s'entendant surtout à la base et en arrière. Toux et expectoration beaucoup diminuées, ainsi que les sueurs ; plus de frissons, quelques accès de chaleur après avoir mangé ; constipation.

Je prescris un vésicatoire sous la clavicule droite que l'on pansera avec de la poudre de digitale ; un granule de digitaline le matin et le soir et la pilule suivante :

```
Pr. Calomel............    0gr10
    Extrait de pissenlit...   0  20
```

29 septembre. — Hier il a eu un grand mal de tête et des palpitations, la pilule a produit sept ou huit selles.

Suspendre la pilule et la digitaline et panser le vésicatoire.

1ᵉʳ octobre. — Le malade est à peu près dans le même
état. Pouls, 96 ; mais il se sent très-faible, il a des sueurs
excessivement copieuses, ayant à changer de chemise
quatre ou cinq fois toutes les nuits ; fièvre très-forte le
matin durant quatre heures avec violent mal de tête, palpitations de cœur très-fortes ; ne peut pas se lever ; point
de côté très-fort, à droite, vers le niveau du mamelon.
Toux augmentée, sèche et fatigante, expectoration muco-purulente, mais pas plus abondante. Pouls, 120. Pas de
diarrhée.

A l'auscultation, matité considérable dans tout le côté
droit, soit en avant soit en arrière ; respiration à peu près
nulle dans tout le poumon droit ; seulement dans les inspirations forcées on entend, surtout en arrière, çà et là, un
craquement sec qui paraît très-éloigné ; voix plus retentissante qu'à gauche, sans vibrations, ainsi que la toux.

Du côté gauche la sonorité paraît à près normale ; la
respiration un peu exagérée et en arrière dans la fosse sous-
épineuse, il y a quelques craquements. La voix et la toux
de ce côté sont normales.

Le cœur bat toujours au-dessous et en dedans du mamelon gauche, ayant sa pointe à l'épigastre ; les bruits
en sont sourds, avec un léger souffle au premier temps.

Je reprends le traitement spécifique donnant au malade 50 centigrammes d'hypophosphite d'ammoniaque,
et un granule de digitaline tous les matins. Il a fait sécher
le vésicatoire il y a deux jours.

6 octobre. — Traitement. — Un gramme d'hypophosphite d'ammoniaque.

7 octobre. — Le malade a passé une très-mauvaise
nuit ; fièvre très-forte, sueurs abondantes ; grande pros-

tration, ne peut se tenir debout et a de la peine à s'asseoir. Pouls, 120.

Les signes physiques n'ont pas changé.

Traitement. — 30 centigr. d'hypophosphite d'ammoniaque; un granule de digitaline.

8 octobre. — Il se trouve mieux, il a eu un peu moins de fièvre, pas de frisson, mal de tête un peu diminué, appétit et force augmentés, sueurs les mêmes. Pouls, 108.

A l'auscultation on entend en avant et à droite une respiration superficielle et un bruit de frottement, tant dans l'expiration que dans l'inspiration, ne disparaissant pas par la toux, et surtout marqué à la base.

En arrière à droite on retrouve les mêmes signes, et de plus un gargouillement profond qui occupe toute la fosse sous-épineuse ; dans la sus-épineuse la respiration est nulle.

Traitement. — 40 centigr. d'hypophosphite d'ammoniaque.

9 octobre. — Le mieux est plus prononcé.

Traitement. — 50 centigr. d'hypophosphite d'ammoniaque ; 2 granules de digitaline.

10 octobre. — Tous les signes tant généraux que locaux se sont amendés ; ainsi le malade a mangé pour déjeuner une aile et une cuisse de poulet ; les forces sont meilleures ; il est resté levé une heure, et a marché un peu dans sa chambre. Les sueurs cependant n'ont pas diminué.

Les bruits de frottement sont beaucoup moins intenses, ceux du cœur sont plus clairs. Pouls, 108.

Deux granules et 50 centigr. d'hypophosphite d'ammoniaque.

11 octobre. — Hier au soir il a paru quelques stries de sang dans les crachats, ce qui a beaucoup alarmé le malade. Cela a duré jusqu'à ce matin, alors il a été pris de batte-

ments de cœur qui ont duré environ deux heures. Il n'a pas pris les granules. Il est très-constipé, il a pris un lavement, a peu mangé ; il se trouve aussi plus faible. Il a moins sué.

A l'auscultation les différents bruits à droite sont plus marqués; en arrière et à la base, on entend de gros râles; les bruits de frottement ont diminué; à gauche, vers le niveau du mamelon un petit râle sibilant.

Les bruits du cœur sont les mêmes.

Traitement. — 60 centigr. d'hypophosphite d'ammoniaque et 2 granules.

12 octobre. — Toujours quelques stries de sang dans les crachats. Le pouls, 120; dyspnée.

Traitement. — 80 centigr. du sel d'ammoniaque, 2 granules.

13 octobre. — Moins de sang dans les crachats. Les râles du côté droit ont beaucoup augmenté; pouls, 116. Le malade est toujours très-constipé.

Traitement. — 50 centigr. d'hypophosphite d'ammoniaque; calomel, 5 centigr.

15 octobre. — Il a eu des battements de cœur toute la nuit; il a été brûlant, avec mal de tête ; il a peu sué ; il s'est senti faible et est resté levé peu de temps; toux, la même.

Traitement. — 40 centigr. du sel d'ammoniaque et un granule de digitaline.

16 octobre. — Aujourd'hui il se sent mieux, il a passé une meilleure nuit, a moins sué ; hier il est resté levé une heure et demie. Il a eu moins de palpitations. Les bruits de frottement en avant sont de nouveau revenus, l'appétit est meilleur; il est toujours très-constipé. Pouls, 108.

Traitement. — 30 centigr. du sel d'ammoniaque et un granule.

17 octobre. — Il dit qu'il a passé une meilleure journée qu'il n'en avait eu depuis longtemps, qu'il n'a pas eu de fièvre du tout, qu'il a moins sué. L'appétit est bon, il a pu rester levé deux heures, il a marché un peu dans la chambre, il n'a eu ni maux de tête ni palpitations. La toux est la même ; il y a un peu de sang dans les crachats d'hier au soir. Pouls, 108.

Les signes stéthoscopiques sont les mêmes.

Traitement. — 40 centigr. d'ammoniaque et un granule.

18 octobre. — A passé une mauvaise nuit, avec beaucoup de fièvre et de maux de tête. Pouls, 120.

Traitement. — 40 centigr. du sel d'ammoniaque, pas de digitaline.

19 octobre. — Fièvre toute la nuit et toute la journée, palpitations de cœur très-fortes ; il a beaucoup sué ; pas d'appétit, ne peut pas se tenir debout. Pouls, 120.

Traitement. — 30 centigr. du sel d'ammoniaque ; un granule.

20 octobre. — De la fièvre pendant la nuit et beaucoup de sueurs ; faiblesse encore augmentée, pas d'appétit, mal de tête, moins de palpitations.

Traitement. — 20 centigr. du sel d'ammoniaque ; un granule.

21 octobre. — Aujourd'hui j'ai changé le traitement et je l'ai remis à 40 centigr. d'hypophosphite de chaux.

25 octobre. — Il a eu beaucoup de fièvre dans les nuits du 22 et du 23, mais il a moins sué, la nuit dernière il a changé deux fois seulement de chemise, mais il dit que la toux le fatigue beaucoup et l'empêche de dormir.

Traitement. — 40 centigr. du sel de chaux, et un julep gommeux avec 5 centigr. extrait d'opium.

26 octobre. — Il se trouve mieux, il a moins toussé et

moins sué, il a eu un léger frisson et quelques battements de cœur.

Traitement. — 60 centigr. du sel de chaux, et extrait thébaïque, 5 centigr.

27 octobre.—Il se trouve mieux, il a eu moins de fièvre, il a sué beaucoup moins; pas de mal de tête, pas de palpitations; pas de garde-robe; appétit moindre.

Traitement. — 80 centigr. d'hypophosphite de chaux, et extrait d'opium, 5 centigr.

28 octobre. — Comme hier, 80 centigr. du sel de chaux.

23 octobre. — Hypophosphite de potasse un gramme; hypophosphite de chaux, 40 centigr.

30 octobre. — Moins de sueurs.

Traitement. —Hypophosphite de potasse, un gramme; hypophosphite de chaux, 50 centigr.

31 octobre. — Hypophosphite de potasse, un gramme.

6 novembre. — Depuis huit jours le malade prend un gramme d'hypophosphite de potasse. L'expectoration a beaucoup augmenté, et la fièvre, ainsi que les frissons et les sueurs, s'est beaucoup amoindrie, mais l'appétit s'est presque entièrement perdu ainsi que les forces, le malade pouvant à peine se lever. La nuit dernière il n'a mouillé qu'une chemise, il a dormi presque toute la nuit, ce qui ne lui était pas arrivé depuis très-longtemps; hier, il a eu de l'appétit et a pu rester levé deux heures; pas de frisson ni de fièvre, deux selles, l'une hier au soir en diarrhée; n'a pas toussé de toute la nuit. Ce matin grand mal de tête. Expectoration toujours très-abondante et très-facile. Pouls, 120.

Traitement. — Hypophosphites de soude, de potasse et de chaux, de chacun, 50 centigr. et un granule de digitaline.

7 novembre. — Se trouve mieux, plus fort et plus d'ap-

pétit; il a toussé à peine, a craché énormément; a peu sué.

Même traitement.

8 novembre. — Il avait assez bien passé la nuit. Il a été saisi tout à coup ce matin d'une violente douleur qui occupe tout le côté droit de la poitrine. Violente dyspnée, toux fréquente, expectoration purulente excessivement abondante. A la percussion sonorité très-grande de ce côté. A l'auscultation, respiration amphorique.

Pneumothorax auquel il a succombé six jours après.

Pas d'autopsie.

Chez ce malade il y avait complication d'une ancienne pleurésie probablement avec des adhérences du péricarde ; aussi le traitement spécial a-t-il été employé avec hésitation, surtout dans les premiers temps. Il a duré en tout, y compris de longues interruptions, quatre mois.

Il me semble *aujourd'hui*, que dans ce cas je n'ai pas assez insisté sur le traitement spécifique au début; il a été trop souvent interrompu et employé à trop faible dose.

Je ferai remarquer que dans ce cas, ainsi que dans quelques autres, l'emploi des hypophosphites de potasse et d'ammoniaque m'a paru être suivi d'une augmentation de l'expectoration et des signes qui indiquent le ramollissement des tubercules. L'hypophosphite d'ammoniaque a aussi produit des garde-robes noires.

### 34e Observation.

Mademoiselle Julie D..., sœur de la malade qui fait l'objet de l'observation 32. Elle a été vue par M. Louis, le mardi 1er juillet, et il a porté le diagnostic suivant :

« Son mat sous la clavicule gauche dans une grande

« hauteur, avec bruit respiratoire faible ou bronchique,
« accompagné de râle-sous-crépitant.

« Même état en arrière du même côté, à la même hau-
« teur, un peu moins prononcé seulement.

« Le côté droit normal.

« Ainsi le seul poumon gauche est tuberculeux, et dans
« une grande hauteur. »

Je l'examine à mon tour le 8 juillet, et je trouve ce
qui suit :

Agée de vingt-cinq ans. — Malade depuis quatre ans, à
la suite d'une fluxion de poitrine, s'est rétablie et a été bien
portante pendant un an et demi, sans tousser et sans maigrir notablement. Il y a deux ans, elle a commencé à
tousser et à maigrir. Les yeux sont cernés et les lèvres her-
pétiques. Elle n'a jamais été bien réglée, avec des suspensions de plusieurs mois, un peu de fleurs blanches.
Les forces ont beaucoup diminué; elle n'a jamais craché
le sang; l'appétit a un peu diminué; elle a eu de la diarrhée pendant quinze jours, il y a un mois ; ne transpire la
nuit que lorsqu'elle est fatiguée. A une douleur variable
dans l'épaule gauche, ne peut rester couchée de ce côté,
parce que cela provoque la toux. Tousse presque conti-
nuellement, mais surtout le soir et le matin. L'expectoration, muco-purulente, remplit un quart de verre. Affaiblissement notable de la voix depuis environ six mois, le
larynx n'est pas douloureux à la pression, mais elle dit
qu'elle a mal à la gorge, surtout lorsqu'elle avale.

Elle prend de l'huile de foie de morue, irrégulièrement depuis environ trois ans, ainsi que le fer réduit par
l'hydrogène.

Matité dans les deux tiers supérieurs de la poitrine, à
gauche en avant et en arrière, respiration très-faible en-
remêlée de quelques craquements secs et de quelques
t

râles sibilants. A droite sonorité, et respiration à peu près normales.

Diagnostic. — Tubercules au premier et au deuxième degré, occupant les deux tiers supérieurs du poumon gauche.

Traitement. — 50 centigr. d'hypophosphite de chaux, continué à la même dose les jours suivants.

13 juillet. — Facies beaucoup meilleur, toux et expectoration fort diminuées.

1er septembre. — Elle avait toujours été en s'amendant jusqu'aujourd'hui ; les forces avaient beaucoup augmenté, et elle se livrait à ses occupations comme avant d'être malade, l'appétit était très-bon, pas de sueurs, pas de fièvre, peu de diarrhée, facies et coloration beaucoup meilleurs, mais néanmoins elle avait perdu un kilogramme et demi de son poids. A la fin de juillet elle avait été réglée beaucoup mieux que depuis longtemps ; mais ce mois-ci ses règles, qu'elle attendait pour la semaine dernière, n'ont pas paru. Elle attribue leur suppression à ce qu'elle a marché très-vite le jour où elle les attendait, et qu'elle a eu chaud et froid. Depuis lors toute la semaine dernière elle a eu des maux de tête redoublant d'intensité le soir, de la fièvre, des sueurs nocturnes. Le facies est pâle, abattu, les yeux cernés ; j'ordonne un bain de pieds sinapisé avant de se coucher.

2 septembre. — Les règles ont paru un peu hier.

Je prescris :

| Pr. Poudre de myrrhe...... | 4 grammes. |
| Carbonate de potasse... | 2 — |
| Esprit de safran et de cannelle composé....... | 4 — |
| Sirop simple.......... | 250 — |

Une cuillerée le matin et deux le soir, dans une tasse d'infusion de camomille chaude.

3 septembre. — Les règles se sont arrêtées hier et n'ont pas reparu. Elle a pris le bain de pieds et la potion.

La toux a augmenté surtout pendant la nuit, quelques sueurs dans le dos, pas de céphalalgie, pas de frissons, pas de maux de reins, appétit assez bon, une garde-robe, pas de diarrhée. Pouls, ce matin 108.

J'ordonne qu'elle continue et qu'on ajoute :

Feuilles fraîches de matricaire, 30 grammes Pour deux lavements, en prendre un en se couchant.

4 septembre. — Les règles n'ont pas reparu, la toux a un peu diminué; pas de frissons ni de fièvre, ni de céphalalgie. Se plaint de ce que la potion lui occasionne des tiraillements d'estomac, je la fais suspendre et continuer le lavement seulement.

Traitement. — 50 centigr. d'hypophosphite de soude.

5 septembre. — Les règles n'ont pas paru. Appétit un peu diminué depuis le manque des règles. Le facies a repris, les forces bonnes, pas de sueurs du tout, pas de fièvre, ni de frissons ni de céphalalgie, ni de point de côté.

Traitement. — 50 centigr. du sel de soude. Suspendre le lavement.

6 septembre. — Toux et expectoration un peu augmentées depuis que les règles sont supprimées; pas de fièvre ni de sueurs, ni de frissons, appétit et forces bons. Une garde-robe tous les jours.

Traitement. — 50 centigr. du sel de soude.

8 septembre. — Pouls, 108. — Pas de sueurs la nuit, pas de fièvre, ni de frissons; appétit bon, forces très-bonnes, toux un peu augmentée; expectoration diminuée. Digestions et selles bonnes.

Pas de traitement.

10 septembre. — Pouls, 120.

Traitement. — 25 centigr. du sel de chaux.

11 septembre. — Pouls, 120. — Hier un peu de fièvre et de sueur.

12 septembre. — A peu dormi, a beaucoup toussé et a sué. L'expectoration reste la même.

13 septembre. — Tousse davantage la nuit, a sué un peu. A senti quelques signes (douleurs au sein et battements des artères de la tête) qui lui font croire que les règles vont reparaître. Elle a pris un bain de pieds.

Traitement. — 50 centigr. d'hypophosphite de chaux.

15 septembre. — A toujours quelques douleurs, mais les règles n'ont pas paru. Pouls, 112. S'est pesée et a augmenté de poids d'un kilogramme depuis le 1er. N'a pas sué.

Traitement. — 50 centigr. du sel de soude.

16 septembre. — Pouls, 106. Le reste de même.

Traitement. — 50 centigr. d'hypophosphite de soude.

17 septembre. — Pouls, 108. Le reste de même.

Traitement. — 50 centigr. du sel de soude.

18 septembre. — De même.

Traitement. — Un gramme du sel de soude.

19 septembre. — De même. A toussé un peu plus. Même traitement.

22 septembre. — Même état. La toux toujours un peu augmentée.

Traitement. — 50 centigr. d'hypophosphite de soude.

23 septembre. — La toux toujours un peu plus forte ; pas de sueurs la nuit. Pouls, 108.

Les signes physiques n'ont pas changé.

Traitement. — 50 centigr. d'hypophosphite de soude.

24 septembre. — Même état.

Même traitement.

25 septembre. — Toux un peu augmentée, ainsi que l'expectoration.

Même traitement.

29 septembre. — Les règles ont paru hier.

Prendre la potion de Griffith que j'avais ordonnée le 2. Suspension du traitement spécifique. Bain de pieds le soir.

30 septembre. — Les règles sont presque finies. Se plaint du mal de gorge, la toux et l'expectoration sont toujours un peu augmentées.

Traitement. — Un gramme du sel de soude. Cesser la potion.

1er octobre. — Les règles sont arrêtées, moins de mal de gorge, moins de toux ; elle a sué un peu pendant la nuit.

Traitement. — 40 centigr. du sel de chaux.

2 octobre. — Les règles ont reparu un peu hier. Ce matin elle a toussé plus que d'habitude, et dit qu'elle s'est sentie très-mal à l'aise hier ; pas de fièvre, a sué un peu, le mal de gorge a diminué. L'expectoration a augmenté beaucoup depuis huit jours ; l'appétit a aussi diminué un peu, les forces sont bonnes. Pouls, 116.

Traitement. — 40 centigr. du sel de chaux.

3 octobre. — Elle tousse beaucoup, éprouve beaucoup de malaise et se plaint de mal de tête ; elle a sué un peu la nuit dernière, l'appétit a diminué depuis quelques jours ; mais elle a moins mal à la gorge.

Traitement. — 40 centigr. du sel de chaux.

4 octobre. — Elle a sué encore un peu pendant la nuit dernière ainsi que la précédente, a eu des frissons et de la fièvre hier au soir, toux fréquente. Le mal de gorge a presque disparu ; pas d'appétit.

Traitement. — 20 centigr. d'hypophosphite d'ammoniaque.

7 octobre. — Pouls, 120. N'a pas sué du tout, très-léger frisson vers les quatre heures, sans fièvre ; toujours peu d'appétit, forces toujours bonnes, le mal de gorge a pres-

que disparu ; elle a moins toussé et moins craohé.

Traitement. — 20 centigr. du sel d'ammoniaque.

8 octobre. — Pouls, 116. Hier à quatre heures, frisson suivi de fièvre avec mal de tête. Appétit un peu meilleur ; le mal de gorge a presque disparu, elle a sué un peu pendant la nuit ; a eu une grande quinte qui l'a fait vomir. Forces toujours bonnes.

Traitement. — 30 centigr. d'hypophosphite d'ammoniaque.

10 octobre. — Toujours des frissons suivis d'un peu de fièvre ; sueurs la nuit ; un peu de mal de tête ; appétit meilleur. Forces bonnes ; peu de mal de gorge.

Traitement. — 30 centigr. du sel d'ammoniaque.

11 octobre. — Frisson mais moindre, suivi d'un peu de fièvre, quelques sueurs la nuit ; un peu de mal de tête. Appétit toujours un peu diminué. Peu de mal de gorge. La toux a diminué un peu ainsi que l'expectoration. Forces bonnes. Pouls, 120.

Traitement. — 60 centigr. du sel d'ammoniaque.

13 octobre. — Moins de frisson et moins de fièvre, a sué un peu surtout du dos ; pas de mal de tête, appétit toujours un peu diminué. Toux et expectoration, comme le onze. Forces bonnes. Pouls, 120.

Traitement. — 60 centigr. du sel d'ammoniaque.

14 octobre. — Frisson hier ; n'a pas sué du tout pendant la nuit. Appétit le même. Toux et expectoration les mêmes. Forces les mêmes. Pouls, 120.

Traitement. — 60 centigr. d'hypophosphite de chaux.

15 octobre. — Point de côté à gauche au niveau de la septième côte surtout quand elle tousse. Un peu de fièvre et de frisson hier. Ce matin elle s'est trouvée mal en se levant. Pas de palpitations ni de mal de tête. Toux la même

ainsi que l'expectoration, pas d'envies de vomir. Appétit le même, elle digère bien.

A l'examen de la poitrine je ne trouve rien de nouveau.

Traitement — 50 centigr. d'hypophosphite de chaux.

16 octobre. — Le point de côté a diminué. Hier frisson et fièvre, elle a sué fort peu pendant la nuit. La toux reste la même ainsi que l'expectoration. L'appétit est moins bon qu'il y a quelque temps. Un peu de mal de tête. Pouls, 116.

Traitement. — 50 centigr. du sel de chaux.

Sa tante me dit qu'elle attribue l'aggravation des symptômes qui se remarque chez elle depuis quelque temps à des causes morales, des contrariétés, des chagrins de famille.

17 octobre. — Plus de point de côté ; hier frisson et fièvre, depuis quatre heures jusqu'à huit heures du soir ; pas d'appétit ; mal de tête. Elle a sué, mais moins qu'il y a quelques jours. Mal de gorge ; pas de diarrhée ; une selle tous les jours. Toux de même, moins d'expectoration. Pouls très-fréquent.

Traitement. — 60 centigr. d'hypophosphite de chaux.

18 octobre. — Hier elle s'est trouvée mieux, moins de frisson et de fièvre. Toujours mal de gorge. Pouls fréquent, moins d'expectoration.

Traitement. — 60 centig. d'hypophosphite de chaux.

20 octobre. — A été mieux, a eu moins de fièvre. La toux et l'expectoration sont diminuées, elle a moins sué ; elle a bien dormi après avoir pris 4 gouttes de laudanum, l'appétit est le même ; le mal de gorge est à peu près de même.

Traitement. — 60 centig. du sel de chaux.

21 octobre. — Fièvre et frisson toute la journée, a sué pendant la nuit. La toux et l'expectoration de même ; peu d'appétit à cause surtout, dit-elle, du mal de gorge.

Traitement. — 40 centig. d'hypophosphite de chaux.

23 octobre. — Toujours mal de gorge, mais n'a pas eu de fièvre ni de sueurs ; appétit meilleur, mais son mal de gorge l'empêche d'avaler. La toux et l'expectoration sont moindres.

Traitement. — 80 centig. d'hypophosphite de chaux.

24 octobre. — Comme hier.

Traitement. — 60 centig. d'hypophosphite de chaux.

25 octobre. — Plus de fièvre du tout hier ; pas de sueurs, a bien dormi, mal de gorge diminué, appétit meilleur, toux et expectoration moindres.

Traitement. — 60 centig. du sel de chaux.

27 octobre. — Plus de fièvre. Pas de sueurs du tout. A toussé un peu cette nuit ; moins d'expectoration, appétit meilleur, ainsi que les forces. Toujours mal de gorge. Plus de mal de tête.

Traitement. — 80 centig. d'hypophosphite de soude.

28 octobre. — Pas de fièvre du tout ; a sué un peu. A toussé beaucoup pendant la nuit. Appétit meilleur. Mal de gorge de même. Pas de mal de tête.

Traitement. — 80 centig. d'hypophosphite de soude.

29 octobre. — Pas de fièvre du tout, n'a pas sué du tout. A toussé à peine. Appétit bon.

Traitement. — Un gram. d'hypophosphite de soude.

30 octobre. — A sué un peu, a eu un peu de frisson et de mal de tête, peu de toux et d'expectoration. Forces bonnes. Constipation.

Traitement. — Un gramme d'hypophosphite de soude.

31 octobre. — Pas de sueurs, ni de fièvre ; pas de frisson, ni de mal de tête. Toux et expectoration les mêmes ; mal de gorge moindre. Toujours constipée. Appétit meilleur ainsi que les forces.

Traitement. — 1 gram. d'hypophosphite de soude.

3 novembre. — Toujours mal de gorge. Un peu de sueurs le soir ; pas de fièvre. Appétit assez bon. Plus de constipation. Toux et expectoration les mêmes.

Traitement. — 80 centigram. d'hypophosphite de soude.

5 novembre. — Gorge mieux ; un peu moite la nuit. Toux et expectoration les mêmes.

Traitement. — 1 gram. d'hypophosphite de soude.

6 novembre. — Mal de gorge assez fort. Peu de toux et d'expectoration. Moins de difficulté pour boire. Un peu de fièvre, un peu de moiteur. Toujours constipée. Pas de règles ce mois-ci. L'appétit se soutient ainsi que les forces.

Traitement. — 1 gram. du sel de soude.

7 novembre. — Gorge mieux ; un peu de sueur, pas de fièvre. Appétit de même.

Traitement. — 80 centigr. du sel de soude.

8 novembre. — Se plaint beaucoup, le soir, de son mal de gorge et de picotements ; tousse beaucoup, crache peu. Pas de sueurs la nuit.

Traitement. — 80 centigr. du sel de soude.

11 novembre. — Le mal de gorge a diminué. Toux et expectoration moindres ; pas de fièvre ni de sueurs. Appétit meilleur.

Traitement. — 80 centigr. du sel de soude.

12 novembre. — A transpiré un peu et a beaucoup toussé ; pas de fièvre.

17 novembre. — Samedi 15, elle a eu de la fièvre, ainsi que hier au soir pendant deux heures.

21 novembre. — Le mal de gorge a augmenté. Elle transpire un peu la nuit. La toux et l'expectoration ont diminué ; l'appétit est bon, une selle tous les jours. Forces bonnes.

24 novembre. — Même état.

Traitement. — 30 centigr. du sel de soude.

25 novembre. — Le mal de gorge a encore augmenté. Même traitement.

27 novembre. — Même état. Même traitement.

28 novembre. — Un peu de transpiration hier. Même traitement.

Ici s'arrêtent mes notes ; la malade a cessé de venir chez moi peu de temps après, et a succombé au commencement du mois de janvier.

Le traitement a duré en tout cinq mois.

# REMARQUES



En faisant abstraction des six premiers patients chez lesquels la maladie touchait déjà à son terme fatal, il y a lieu à faire les observations suivantes sur les malades de la troisième série :

Dans les sept derniers cas, il y a eu un mieux persistant et très-prononcé, remarquable surtout par le changement complet de la physionomie et de l'attitude, par la disparition ou la modification des symptômes généraux, et par l'augmentation notable des forces.

Sur ces sept malades, il m'a semblé que dans quatre cas (ceux des observations 27, 29, 32 et 34), après cette amélioration, sensible surtout pour trois d'entre eux (27, 29 et 34), il y a eu de nouveau aggravation immédiate à la suite, dans la 27ᵉ observation, de courses répétées de plusieurs heures faites à pied, et chez le nᵒ 29, après être resté exposé à un courant d'air froid sous le guichet des Tuileries, où il s'était abrité contre une averse dont il avait été trempé. Le nᵒ 34 avait repris son travail comme avant d'être malade, et veillait même pour ses occupations à cause de l'approche du jour de l'an. Des chagrins et des préoccupations domestiques paraissent avoir pour le moins contribué à la suppression des règles, qui a été le terme du mieux qu'elle avait d'abord ressenti. Chez le n° 32 c'est à l'approche du mauvais temps que l'aggravation s'est surtout fait noter. Chez cette malade, ainsi que chez ceux des observations 28 et 31, il y avait, dès avant le traitement, une diarrhée qui a persisté malgré la médication; chez le n° 31 cette complication a été aggravée à plusieurs reprises par des excès de manger. Chez la femme de l'observation 28, il est raisonnable de supposer que l'éruption varioloïde, si elle n'a pas hâté le ramollissement déjà fort avancé du dépôt tuberculeux, a contribué tout au moins, par son influence sur l'intestin, à aggraver la diarrhée déjà existante. Enfin pour tout résumer en un mot, il me paraît qu'en analysant les détails de ces différentes observations, l'issue fatale doit être immédiatement attribuée aux lésions anatomiques préexistantes au traitement ou aux conséquences pathologiques que ces lésions devaient nécessairement produire.

Quelle que soit, en effet, l'influence de la médication sur la diathèse elle-même, elle ne saurait agir que d'une manière indirecte sur les effets physiques déjà produits par la dyscrasie. De même que le traitement antivénérien n'empêchera pas une adénite de se terminer par suppuration, lorsque la phlegmasie locale aura atteint un certain point, de même que des lésions viscérales organiques suites de fièvres paludéennes ne disparaîtront pas directement sous l'influence du sulfate de quinine, de même aussi, un remède anti-tuberculeux, en enlevant la cause de la maladie, ne saurait détruire les désordres locaux qui en sont les effets. La maxime *sublata causa, tollitur effectus*, ne s'applique en effet qu'aux lésions fonctionnnelles ; les lésions organiques, une fois établies, suivent une marche qui leur est propre, et qui, jusqu'à un certain point, est indépendante de la cause dont elles émanent. Ceci deviendra encore plus évident si l'on compare les cas précédents de la troisième série avec ceux de la première, qui se sont terminés par la guérison.

# ADDITIONS

AU MÉMOIRE PRÉCÉDENT.

Si l'hypothèse qui fait consister le point de départ des maladies tuberculeuses dans une diminution du phosphore oxydable contenu dans l'économie est définitivement sanctionnée par l'expérience, elle devra naturellement nous amener à modifier, jusqu'à un certain point, les idées reçues sur l'étiologie, sur la pathologie, et même sur la séméiologie de ces affections. Il serait prématuré d'entrer dans des détails à cet égard jusqu'à ce que les faits que je rapporte aient été contrôlés et confirmés par une observation plus étendue, mais il ne sera pas, je crois, inutile d'examiner dès à présent quelques questions que le sujet soulève de lui-même, et qu'il est nécessaire d'éclaircir, afin de bien déterminer la limite d'efficacité du traitement que je propose.

Comment peut-on espérer, dit-on, que de l'hypophosphite de chaux ou de soude cicatrisera une caverne, ou fera disparaître une dilatation bronchique ?

En effet, il ne faut pas l'espérer toujours, attendu qu'on serait souvent déçu dans son attente ; peut-être même l'expérience clinique démontrera-t-elle qu'il ne faut s'y attendre que rarement. Ce qu'il faut demander, c'est que le traitement fasse disparaître la dyscrasie, cet état particulier des humeurs et des solides, qui a pour conséquence le dépôt de la matière tuberculeuse. Une fois cet état spécial changé, il ne se déposera plus de tubercules nouveaux. Quant aux produits morbides préexistants au traitement, il en arrivera l'une de deux choses : s'ils sont récents, ils pourront dans quelques cas être résorbés ; s'ils sont anciens, ils vivent déjà d'une vie propre et indépendante et devront aboutir à une de leurs terminaisons naturelles, la crétification, l'enkystement ou l'élimination par ramollissement et suppuration.

De là, deux conséquences que j'ai déjà signalées, et sur lesquelles j'insiste de nouveau : la première, que le traitement agira avec d'autant plus de rapidité, qu'on sera plus près du début de la maladie, fait reconnu vrai pour tous les traitements et par tous les observateurs ; la seconde, que, lorsque les lésions locales ont atteint un certain degré, le pronostic dépend surtout de leur gravité, de leur étendue et des conditions constitutionnelles, hygiéniques et climatériques dans lesquelles se trouve le malade. -

De toutes ces circonstances, la plus importante est la possibilité pour le patient de se placer dans des conditions hygiéniques et climatériques qui le mettent, surtout pendant le travail éliminatoire des tubercules, à l'abri des phlegmasies inter-currentes des organes respiratoires. Ces organes sont en effet chez les phthisiques d'une susceptibi-lité morbide toute spéciale ; ce qui se conçoit facile-ment puisqu'ils sont déjà le siége d'un travail pa-thologique, dont un des phénomènes principaux est l'hyperhémie des tissus péri-tuberculeux. Les mala-des aussi sont affaiblis, et, par suite, moins en état de résister aux influences météorologiques. Sous ce rapport, le traitement spécifique, ayant pour résul-tat d'augmenter notablement la force nerveuse, les met dans les meilleures conditions possibles , mais comme, d'autre part, il augmente aussi la quantité du sang, l'état de pléthore relative dans lequel se trouve le malade le rend plus apte à développer un travail phlegmasique. Dans les pays chauds, où les inflammations des organes respiratoires sont infi-niment moins graves et moins fréquentes qu'en Europe, les plus simples précautions suffisent, et le traitement peut être employé au maximum. Dans les pays froids, *surtout pendant l'hiver,* il n'en est pas de même, et il faut avoir grand soin de ne pas dépasser la limite de sanguification, si je puis m'exprimer ainsi, que comporte l'état du malade. La santé consiste, en effet, dans l'équilibre des fonctions; or, pour un malade dont une partie de l'appareil respiratoire ne fonctionne pas, et chez lequel il s'opère en même temps un travail morbide nécessaire, ayant pour but l'expulsion de l'économie, d'un élément nuisible, il y a un certain équilibre anormal, ou, comme le diraient les physiciens, instable, qu'il faut tâcher de maintenir. C'est l'art de reconnaître et d'entretenir dans chaque maladie cet équilibre instable nécessaire à la guérison qui constitue le tact médical.

Je recommande donc surtout aux praticiens de veiller à ce que leurs malades n'abusent pas de l'état d'amélioration qui se manifeste souvent chez les cas même très-avancés. Il est difficile de faire comprendre à un malade qui ne sue plus, qui n'a plus de fièvre, qui a repris de l'appétit et des forces perdues depuis longtemps, qui ne conserve qu'une toux amoindrie et une expectoration médiocre, qu'il lui importe néanmoins de prendre les plus grandes précautions. Cela le devient surtout lorsque des exigences de position ou de fortune pèsent sur lui et s'y opposent. Dans la moitié des cas mortels relatés dans la troisième série, la terminaison fatale a été au moins hâtée par l'arrivée d'une phlegmasie, qui, s'emparant du peu de tissu pulmonaire encore en état de fonctionner, a brusquement mis fin aux jours du malade. Dans presque tous ces cas, cet accident a été la suite de quelque imprudence de sa part.

Ainsi donc le traitement de la tuberculose par les préparations hypophosphoreuses n'a nullement la prétention de renverser les données fournies par l'observation pathologique ; il servira, au contraire, à les expliquer et à les confirmer. Ces préparations n'ont et ne peuvent avoir qu'une efficacité conditionnelle, comme tous les moyens en médecine, comme tous les moyens humains. Demander davantage, ce serait vouloir l'impossible et l'absurde. Lorsqu'on sera bien convaincu de cette vérité, lorsque l'expérience générale aura démontré l'exactitude des faits que j'annonce, on se hâtera donc de les employer dès le début de la maladie, et même comme prophylactiques dans les cas encore douteux. C'est de la sorte qu'on en tirera tout le bénéfice qu'elles peuvent offrir et qu'on réussira enfin à faire disparaître le plus grand fléau qui afflige aujourd'hui l'espèce humaine.

Mais s'il en est ainsi, me dira-t-on, si les préparations hypophosphoreuses ne font résorber que les tubercules récents, si ces produits, lorsqu'ils ont un certain âge, doivent le plus souvent disparaître par voie d'élimination, le traitement que vous proposez ne fait que ce que l'on sait faire déjà. On a raison de m'opposer cette objection, quoique ce n'en soit pas une, mais bien au contraire la confirmation de l'idée qui m'a inspiré mon travail.

La pathologie et le traitement que j'ai découverts ne nous mettent à même, en effet, que de faire ce que l'on fait tous les jours, et depuis longtemps, mais avec cette différence qu'au moyen des hypophosphites on guérira, toujours et en pleine connaissance de cause, tous les cas guérissables, c'est-à-dire, ceux chez lesquels les lésions organiques n'ont pas dépassé un certain degré, tandis qu'aujourd'hui, avec les autres moyens connus, on ne guérit que rarement, très-rarement, au hasard et en aveugle.

De là les deux opinions qui existent parmi les médecins au sujet de la phthisie. Suivant les pessimistes on ne la guérit jamais, suivant les optimistes on la guérit souvent; il y en a même qui disent toujours. Pour ma part, je déclare que je suis de l'avis et des uns et des autres.

Étant donné un phthisique chez lequel la maladie ne fait que de débuter et ne présente que les symptômes suffisants pour en établir le diagnostic, l'optimiste dira avec raison que par l'usage d'un régime approprié, de remèdes déjà connus, et surtout de moyens hygiéniques qui équivalent en réalité à *un changement complet dans ses conditions d'existence*, le malade a de grandes chances de guérir.

Le pessimiste, avec presque autant de raison, le déclarera voué à une mort à peu près certaine. L'un ou l'autre aura tort ou raison suivant l'époque qu'il fixera pour la réalisation de son pronostic.

En effet, les manifestations actuelles de la maladie peuvent être suspendues ; dans des cas très-rares, elles peuvent même disparaître, surtout si le le sujet est dans une position aisée, qui lui permette d'éviter les *causes d'épuisement;* mais dans l'immense majorité des cas, il n'y aura pas rétrocession de la maladie et le patient succombera tôt ou tard à l'affection tuberculeuse.

Le pronostic de la phthisie peut, en effet, s'envisager sous deux points de vue : celui qui dépend de l'étendue de la tuberculisation existante, de son degré et de la rapidité de sa marche : c'est le pronostic immédiat; il est souvent favorable; il existe même un moment, tout à fait au début, où, si l'on fait abstraction de la diathèse, il est possible de l'admettre comme tel pour la grande majorité des cas; le pronostic final, au contraire, est indépendant de la lésion locale; il se base sur la nature même de la maladie, sur la presque certitude que la première poussée de tubercules sera suivie d'une seconde, celle-ci d'une troisième, etc., jusqu'à ce qu'enfin le malade succombe. Dans l'état actuel de l'art de guérir et en dehors de mes idées, ce pronostic doit être un arrêt de mort dans les vingt-quatre vingt-cinquièmes des cas.

Ainsi les deux opinions contraires sur la cura-bilité de la phthisie sont également vraies à cer-tains égards et reposent l'une et l'autre sur une vue incomplète de la question.

L'objection contre la spécificité des préparations hypophosphoreuses, — tirée de ce que la phthisie guérit quelquefois d'elle-même ou par d'autres moyens, — n'est donc d'aucune valeur et peut s'employer contre les faits les mieux établis en thé-rapeutique.

La même chose se représente du reste pour beau-coup de maladies. De même que les fièvres inter-mittentes guérissent sans le quinquina, la chlorose sans l'emploi du fer; de même la phthisie peut guérir sans les hypophosphoreux; mais de même que cela n'empêche pas le quinquina d'être le spé-cifique des pyrexies paludéennes, le fer celui des pâles couleurs, cela n'empêchera pas davantage les hypophosphites d'être reconnus celui de la tuberculose.

La guérison spontanée de la phthisie est même une des preuves en faveur de la théorie que je pro-pose, puisqu'elle y trouve son explication naturelle. Cette idée, si je ne me trompe, rendra compte, de l'influence sur la phthisie de toutes les mé-thodes curatives auxquelles l'expérience a reconnu une valeur réélle, et notamment de celle des divers moyens hygiéniques, de celle de l'huile de foie de morue, de l'arsenic et de l'antimoine. Je m'abstiens d'entrer dans des détails sur ces divers points pour les raisons que j'ai déjà données ; il en sera d'ailleurs question plus loin, aux articles intitulés *Historique* et *Conclusions*.

Le mémoire qui précède étant destiné à être lu devant l'Académie, j'avais dû le restreindre autant que possible, ce qui fait que je me suis contenté d'indiquer seulement quelques points sur lesquels je désire rappeler maintenant, d'une manière spéciale, l'attention des praticiens.

J'ai employé exclusivement les hypophosphites de chaux et de soude dans le traitement de la phthisie, parce qu'il m'a toujours semblé que l'administration de ceux de potasse et d'ammoniaque était suivie d'une augmentation de l'expectoration et des signes indiquant le ramollissement du dépôt tuberculeux ; ce qui s'accorde du reste avec les faits déjà connus sur l'action vitale de ces deux bases. Dans quelques cas, cependant, l'emploi de ces derniers sels m'a paru indiqué lorsqu'il s'agissait d'obtenir la résolution de phlegmasies anciennes, soit chez des sujets non tuberculeux, soit lorsque la phthisie devait être regardée plutôt comme une complication que comme la maladie principale. A la page 16, j'ai mentionné un cas d'asthme dépendant

15

d'une bronchite chronique où l'hypophosphite de potasse a été employé avec succès; chez le malade de la onzième observation, il a aussi été donné avec avantage. L'hypophosphite d'ammoniaque m'a paru avoir une action analogue à celui de potasse; mais, de plus, il semble exercer une influence spéciale sur la sécrétion hépatique. Un ou deux essais faits avec celui de magnésie ne m'ont pas donné de résultats assez marquants pour que je croie devoir en parler autrement que pour mémoire. Il paraît se rapprocher de ceux de potasse et d'ammoniaque. Une observation plus étendue établira sans doute quelle est la différence entre le mode d'action de ces différents sels, et quel est celui auquel on devra définitivement accorder la préférence. Pour le moment, il sera bon, je crois, de s'en tenir à ceux de chaux et de soude. J'emploie en général le premier plutôt que celui de soude, surtout au commencement du traitement. Plus tard, et lorsqu'il y a des signes de pléthore, je le remplace par le second, qui m'a paru avoir, en quelque sorte, une action moins énergique. L'hypophosphite de chaux paraît jouir aussi d'une influence plus spéciale sur l'expectoration, qu'il diminue quelquefois trop rapidement, en produisant par là l'augmentation de la toux. Dans ce cas, il faut le remplacer par le sel de soude. L'expérience seule pourra décider aussi si les hypophosphites sont

les remèdes les plus efficaces, ou s'il n'y aurait
pas lieu de leur substituer d'autres combinaisons
et peut-être les alcalis organiques à base de phosphore. Ce sont les préparations auxquelles j'a-
vais d'abord songé. Avant de les employer il sera
indispensable toutefois d'examiner leur effet sur les
animaux, attendu qu'il se pourrait qu'ils donnent
naissance dans l'économie à de l'hydrogène phosphoré, dont l'action paraît être essentiellement délé-
tère. Il y aura de même à voir si l'acide hypophosphoreux isolé n'aurait pas, dans certains cas, un effet
thérapeutique différent de celui de ses sels.

L'action des hypophosphites à base de fer devra
aussi être examinée; mais avec prudence, car dans
plusieurs cas où j'ai prescrit des préparations mar-
tiales, concurremment avec les hypophosphites, leur
administration m'a semblé avoir été suivie d'hémoptysies ou de phlegmasies. L'association du fer avec
l'acide hypophosphoreux me paraît du reste devoir
être peu avantageuse, comme anti-tuberculeux,
attendu qu'une quantité de fer suffisante pour saturer la dose ordinaire d'acide serait probablement
dangereuse, et ne pourrait certainement pas être
administrée d'une manière répétée. La même remarque s'applique aux autres bases qui ne peuvent
s'administrer qu'en petites quantités; mais il en est
une qui, se donnant elle-même à des doses élevées,
présentera, si je ne me trompe, des avantages tout

particuliers par son association avec l'acide hypophosphoreux; c'est la quinine. MM. Rousseau frères, fabricants de produits chimiques, ont bien voulu, à ma demande, me préparer un échantillon d'hypophosphite de quinine. Ce sel se présente sous la forme d'une matière amorphe d'un jaune orange, ayant la consistance de la cire molle, prenant feu lorsqu'on le chauffe, et brûlant à la manière d'une résine. Il est très-soluble dans l'eau, et a la saveur amère des sels de quinine. Il est deux maladies dans lesquelles cette préparation me paraît pouvoir s'employer avec un avantage spécial : la fièvre jaune et le choléra; je compte développer ailleurs les raisons sur lesquelles cette opinion est fondée.

Les hypophosphites, paraissant réunir toutes les propriétés ( sauf peut-être celle de stimuler le sens génital ) et aucun des inconvénients qui ont été attribués au phosphore par les observateurs anciens, pourront être employés avec avantage dans tous les cas où celui-ci a semblé avoir de l'efficacité. Mais le but que je m'étais proposé étant de découvrir le remède de la tuberculose, toutes les autres questions qui découlent de celle-là n'ont été envisagées que subsidiairement et en tant qu'elles pouvaient contribuer à la résoudre.

La question que je soumets aujourd'hui à l'expérience générale est en effet de décider si les hypophosphites de chaux et de soude sont le remède spécifique des maladies tuberculeuses, s'ils en sont surtout le prophylactique. L'examen des questions de détail viendra plus tard. Quel qu'en soit du reste le résultat, je pense que tout remède nouveau rentrera dans les conditions que j'ai données comme exprimant la formule thérapeutique d'un spécifique contre cette affection, celles d'être une *combinaison de phosphore à la fois assimilable et oxydable.*

L'acide hypophosphoreux et les hypophosphites, étant restés sans application jusqu'à ce jour, ont été peu étudiés, même sous le point de vue chimique ; les travaux principaux dont ils ont été l'objet sont dus à M. H. Rose et à M. le professeur Wurtz, et ont paru dans les tomes 38, et 7 et 16 de la 3ᵉ série des *Annales de Chimie et de Physique.* Il n'est pas étonnant, d'après cela, que les hypophosphites qui se trouvent aujourd'hui dans le commerce, et qui ont été préparés à la suite de la grande demande qui s'en fait depuis la présentation de mon mémoire, n'offrent pas toujours la pureté indispensable à la réussite du traitement.

Suivant le mode adopté pour sa préparation, l'hypophosphite de chaux peut être mêlé d'hypophosphite de magnésie et de potasse, celui de soude peut renfermer du carbonate ou du sulfate de soude, ou même de l'hypophosphite de baryte. Les uns et les autres peuvent être mélangés de chaux libre, de carbonate ou de phosphate de chaux. Il y a des échantillons qui sont composés presque exclusivement de ces deux derniers sels. On conçoit facilement que leur présence, même en quantité minime, est loin d'être indifférente ; les sels de potasse et de magnésie, et surtout la chaux libre et le sel de baryte, devant être spécialement nuisibles. J'appelle donc sur ce point toute l'attention des praticiens, et particulièrement celle des pharmaciens, avec d'autant plus de raison que, depuis que j'ai fait connaître mon traitement, j'ai moi-même observé chez plusieurs malades, qui avaient pris leur remède dans diverses officines de la capitale, des effets différents de ceux que j'avais constatés avec les hypophosphites que je préparais moi-même. Il m'a aussi été adressé d'Angleterre des échantillons des sels de chaux et de soude excessivement impurs. J'engage mes confrères qui n'obtiendraient que des résultats négatifs ou qui remarqueraient des phénomènes autres que ceux que j'ai signalés, par exemple s'il y a augmentation de l'expectoration ou s'il se déclare de la diarrhée chez des malades qui n'en offraient pas auparavant, à bien examiner, (dans les cas où celle-ci ne dépendrait pas d'un état de pléthore), si le médicament qu'ils emploient est pur, surtout s'ils donnent le sel de soude.

Le mode d'administration est des plus simples, ces combinaisons ayant une saveur peu marquée et qui se rapproche assez de celle du sel commun. Dissous, à la dose d'un gramme, dans un demi-verre d'eau sucrée, de lait ou d'eau vineuse, elles peuvent être administrées sans que le malade s'en aperçoive. On peut également les donner en pastilles, ou sous toute autre forme pharmaceutique.

J'ai déjà indiqué, aux pages 14 et 15, les doses que j'ai trouvées les plus avantageuses. Dans chaque cas, le médecin devra naturellement se guider sur la marche de la maladie, sur la constitution du sujet, et surtout sur la modification apportée par le traitement aux symptômes généraux, faiblesse, sueurs, décoloration des tissus, amaigrissement, inappétence, fièvre, etc. La meilleure règle que je puisse donner est celle-ci : dans les cas où le désordre local n'est pas très-grave, augmenter la dose du médicament de 10 centigrammes par jour, jusqu'à faire disparaître les signes généraux, et la maintenir à cette limite jusqu'à ce que se présentent les premiers signes de pléthore, dont on a pu voir la description dans les observations 8, 9, et 16. On trouvera que, pour les adultes, la meilleure dose pour obtenir ces effets est en général entre les limites de 75 centigr. à un gramme. Dans les cas plus avancés il faudra quelquefois s'abstenir d'une médication aussi active, afin de ne pas disposer le malade aux phlegmasies intercurrentes, surtout si le traitement a lieu pendant l'hiver, et si le patient est obligé de s'exposer aux

intempéries atmosphériques. Il ne faut en effet
jamais perdre de vue que dans ces cas une imprudence, même légère, un simple refroidissement,
un courant d'air qui frappe le malade, peut amener
subitement un résultat fatal au moment où tout
semble donner l'espoir d'une amélioration perma-
nente. Je ne pourrais trop insister sur ce point.

Dans tous les cas terminés par la guérison il sera
indispensable de continuer la médication pendant un
certain temps après la cessation des symptômes généraux et la disparition des signes locaux, si ceux-ci
étaient de nature à se guérir complétement.

La suspension prématurée du traitement est le plus
souvent suivie du retour des symptômes au bout d'un
certain temps.

La période pendant laquelle le remède devra
être ainsi continué, variera suivant chaque cas,
mais elle sera, en général, toutes choses égales
d'ailleurs, en raison directe de l'ancienneté de l'affection et de cette impressionnabilité nerveuse qui,
pour moi, caractérise la prédisposition tuberculeuse.
(Voyez plus loin *Conclusions.*)

# HISTORIQUE.

J'ai exposé dans le Mémoire précédent les considérations par lesquelles j'ai été amené à rechercher la condition essentielle de la dyscrasie tuberculeuse dans une modification de l'élément phosphoré de l'économie ; j'ai indiqué les raisons qui m'ont fait choisir les préparations hypophosphoreuses pour la combattre, et enfin j'ai dit quels étaient les travaux antérieurs dont j'avais connaissance à cette époque, et qui ont servi soit à faciliter et à abréger mes recherches, soit à en modifier la direction.

En donnant ces détails j'ai eu pour but de faire comprendre le procédé dont je me suis servi, et j'y attache d'autant plus d'importance, que c'est par la nature des moyens qu'elle emploie, que la science se distingue de l'art. J'avouerai en effet, sans affectation de fausse modestie, que je ne suis pas indifférent à l'idée que, si les résultats auxquels je suis arrivé sont définitivement confirmés par l'expérience, la médecine proprement dite (et j'entends par là l'art de guérir) prendra enfin rang parmi les sciences d'induction.

A l'époque où je commençai mes essais avec les hypophosphites, je pensais être le premier qui en eût examiné l'action sur l'économie animale : toutefois, aujourd'hui que la profession médicale se trouve répandue dans le monde entier, il est difficile, pour ne pas dire impossible, de se tenir au courant de tous les travaux de détail, surtout lorsqu'on est éloigné, depuis longtemps, des grands centres scientifiques. Depuis mon retour en Europe, je me suis donc occupé de rechercher quels pouvaient être les travaux antérieurs au mien et faits dans la même direction. Je vais indiquer ce que j'ai rencontré à cet égard, d'abord pour rendre hommage à la vérité et aux efforts de mes devanciers, et ensuite parce que cet exposé servira, si je ne me trompe, à faire ressortir combien est peu fondée l'opinion, presque universelle aujourd'hui, que l'observation seule est la source de tout progrès en médecine. Des faits isolés ne constituent pas plus une science qu'un amas de pierres ne constitue un édifice.

J'exposerai successivement l'histoire médicale du phosphore et de l'acide phosphorique, en tant qu'elle se rapporte à la tuberculose, et enfin les quelques faits que j'ai rencontrés relatifs aux trois acides d'un degré d'oxydation inférieur.

J'ai déjà indiqué dans mon mémoire, page 5, que

dès l'année 1802 le phosphore avait été employé
avec succès dans deux cas de méningite tuberculeuse par Coindet : ces faits sont relatés à la page
211 de son *Mémoire sur l'Hydrencéphale* publié en
1817. La dose moyenne qu'il a donnée a été de trois
grains dans les 24 heures, dissous dans de l'huile,
et il termine ses remarques par les paroles suivantes : « Ce remède exige trop de surveillance dans sa
« préparation et son administration pour qu'il de-
« vienne jamais d'un usage journalier, et c'est à lui
« qu'on peut plus particulièrement appliquer ce pas-
« sage si connu de Boerhaave : *At prudenter a pru-*
« *dente medico, si methodum nescis, abstine.* »
MM. Barthez et Rilliet, dans leur ouvrage sur les
*Maladies des Enfants* (t. III, p. 526), disent avoir
également employé cette substance à la dose maximum de 2 centigrammes, mais sans en obtenir aucun
effet même momentané ; ils n'entrent du reste dans
aucun détail. J'ai donné à la page 7 l'explication de
cette contradiction.

Mais, ce qui est plus remarquable, le docteur Theo-
philus Thompson, de Londres, médecin du *Bromp-*
*ton Hospital for Consumption*, établissement con-
sacré exclusivement aux phthisiques, à la page 123
de son ouvrage *Clinical Lectures on Pulmonary*
*Consumption* (édition américaine), émet l'idée que
le phosphore pourrait être utile dans le traitement
de la phthisie, puisque, d'après les opinions du

docteur Rees (auxquelles j'ai déjà fait allusion à la page 4), cet élément jouerait un rôle important dans la sanguification. L'idée de Rees, d'après le mémoire qu'il a publié dans le n° 219 de *Brewster's Philosophical Magazine*, sous le titre : *On a Function of the red Corpuscles of the Blood and on the Process of Arterialization*, est la suivante : Le phosphore existe dans les globules du sang veineux, combiné avec la matière grasse et l'hématosine, il s'oxyde dans les cellules pulmonaires par le contact de l'air, et se transforme en acide phosphorique, qui, se combinant à son tour avec la base des sels de soude du serum, produit ainsi le changement de coloration qui caractérise le sang artériel. M. Thompson fait en outre remarquer que, comme l'huile de foie de morue contient du phosphore, elle devrait peut-être son efficacité à cette substance. Il va même jusqu'à chercher l'explication de son action en supposant que, comme cet élément a une grande affinité pour l'oxygène, il sert à diminuer l'action de ce gaz sur les poumons, et empêche ainsi la formation du pus et la fonte des tubercules. Il cite plusieurs cas dans lesquels il a employé une solution de phosphore dans l'huile, et dans lesquels il a obtenu des effets avantageux ; mais comme chez la plupart des malades l'amélioration ne s'est pas soutenue au delà d'un certain temps, il paraît avoir renoncé à cette médication.

Ainsi que MM. Barthez et Rilliet, M. Thompson
n'a pu employer le phosphore qu'à faibles doses,
moins d'un grain par jour : c'est là, comme je l'ai
déjà fait remarquer (pp. 6 et 7), l'explication de ses
insuccès. Son ouvrage, imprimé en 1854, est la
reproduction des leçons cliniques qu'il avait publiées
dès 1851 dans le tome II du journal *The Lancet* :
il ne m'était pas connu lorsque j'ai commencé nos
recherches. Il suffit de lire ce livre pour se con-
vaincre que l'auteur est un observateur sagace et
consciencieux, d'un esprit net et précis; on peut
donc se demander comment il se fait qu'ayant sous
la main tous les éléments du problème, ayant même
connaissance du remarquable travail de Owen Rees,
il n'ait pas fait un pas de plus en recherchant sous
quelle forme le phosphore pouvait entrer dans
l'économie et quel rôle il devait y jouer. Il est vrai
que l'idée de Rees n'a pas été généralement adoptée;
aujourd'hui elle est encore rejetée par les chimistes
et les physiologistes les plus distingués, entre autres
par M. le professeur Milne-Edwards, ainsi qu'on peut
le voir aux pages 479 et 480, tome I de ses *Leçons de
Physiologie comparée*, où on lit : « Ces expériences
« ne sont pas exposées avec les détails numériques
« qui seraient nécessaires pour inspirer de la con-
« fiance dans les résultats que l'auteur en a déduits.»
Mais pour le docteur Thompson lui-même, l'idée
de Rees paraissait fondée, puisqu'il l'admettait;

d'ailleurs il pouvait, il devait même s'en servir à titre d'hypothèse et de point de départ. Dans les sciences, les vérités secondaires n'ayant jamais qu'une valeur relative, dépendant du point de vue général où l'on se place, toute hypothèse est légitime du moment qu'elle mène à une conclusion pratique. Mais aujourd'hui, en médecine et surtout en thérapeutique, l'idée d'hypothèse et de théorie équivaut pour bien des personnes à celle de songe creux et de rêverie.

Enfin, et pour compléter ce qui a trait au phosphore, M. le docteur Turck, dans un article intitulé *Du phosphore et de quelques phosphates aux points de vue physiologique et thérapeutique*, publié dans le numéro de janvier de cette année (1857) de la *Revue de Thérapeutique médico-chirurgicale*, après un résumé où il indique les différentes opinions des auteurs sur le rôle physiologique du phosphore, exprime de nouveau l'idée que cette substance pourrait être utile dans la phthisie, ainsi que dans d'autres maladies; et dans les explications qu'il cherche à donner de son action possible, il se trouve d'accord avec les idées de Rees, qu'il ne paraît pas avoir connues, ainsi qu'avec quelques-unes de celles que j'émets plus loin sous le titre de *Conclusions*.

Tels sont les faits que j'ai pu rassembler sur l'emploi du phosphore dans la phthisie. Il serait en dehors de mon sujet de m'occuper ici des autres usages thérapeutiques, qu'on a faits de cette substance.

En 1849, le docteur Beneke dans un ouvrage qui a pour titre : *Der phosphorsaure Kalk in physiologischer und therapeutischer Beziehung*, publié à Gœttingue, se fondant sur le rôle qu'on a fait jouer au phosphate de chaux dans la formation des tissus élémentaires, a voulu trouver dans cette substance le point de départ de la tuberculose. Son travail m'était connu lorsque j'ai commencé mes premiers essais, par l'analyse qui en a paru dans le n° 24 *de Braithwaite's Retrospect*; j'ai déjà dit (page 4) le parti que j'en avais tiré. Depuis la présentation de mon mémoire à l'Académie, M. le docteur Larcher a écrit pour réclamer la priorité de cette idée, ayant, dit-il, annoncé, dès l'année 1824, que la diathèse tuberculeuse avait pour point de départ la diminution de l'élément calcaire des os. Il n'indique pas toutefois dans quelle publication cette idée se trouve consignée. D'autres praticiens se sont aussi, sans doute, servis de cette substance ; mais comme à mes yeux elle n'a aucune action spéciale sur la tuberculose, il serait inutile d'y insister.

Je passe aux combinaisons sousoxygénées du phosphore.

L'action de l'acide phosphoreux sur l'économie animale a été examinée par un assez grand nombre d'expérimentateurs, mais uniquement du point de vue toxicologique.

Le premier en date paraît être Hünefeld, qui, dans le numéro de septembre et octobre 1830 de *Horn's Archiv fur medicinische Erfahrung*, page 861, a donné le résultat de deux expériences sur un lapin. L'animal prit d'abord 25 grains (1$^{gr.}$ 25 centigr.) d'acide phosphoreux hydraté sans effets bien notables. Vingt-quatre heures après une nouvelle dose de un gros (4 gram.) du même acide produisit la mort au bout de douze heures.

En 1844, Weigel et Krug, voulant rechercher la différence entre l'action de l'acide phosphorique pur et celle de l'acide impur, donnèrent à un lapin quarante-cinq gouttes d'acide phosphorique contenant un dixième d'acide phosphoreux en trois doses à intervalle d'une demi-heure. L'animal mourut une heure et demie après la dernière prise. Un second lapin, auquel on administra de la même façon trente gouttes du même acide, succomba au bout de quatre heures. (*Caspers medicinische Wochenschrift* 1844, page 455.)

Enfin Wœhler et Frerichs, à l'aide de cette substance, produisirent la mort de différents animaux. Chez un pigeon auquel ils administrèrent une solution contenant 50 centigr. d'acide phosphoreux anhydre, elle arriva au bout d'une heure et, au bout de trente-six heures seulement chez un chat auquel ils donnèrent une solution représentant un gramme d'acide.

Ces résultats sont contredits par ceux qu'a observés en 1854 le docteur Basilius Sawitsch, et qui se trouvent consignés dans sa dissertation inaugurale publiée à Dorpat, et intitulée *Meletemata de acidi arsenicosi efficacia*, dont l'objet est de déterminer la différence entre l'action vitale des combinaisons d'arsenic et celle des composés du phosphore. Il injecta dans l'estomac d'un chat un gramme d'acide phosphoreux dissous dans cinq grammes d'eau, et représentant 563 milligr. d'acide anhydre. L'animal eut quelques vomissements, mais ne parut pas autrement s'en ressentir. L'après-midi suivant il administra à la même bête une quantité double de la précédente sans produire d'autre effet que quelques vomissements et un peu d'écume à la bouche.

Le 3 mai 1854 Sawitsch prit lui-même $2^{gr}$,201 d'acide phosphoreux (équivalant a $1^{gr}$,124 d'acide anhydre), dans de l'eau sucrée et en deux doses à un quart d'heure d'intervalle. Le 5 mai il prit, de la même façon, $2^{gr}$,729 d'acide phosphoreux (égal à $1^{gr}$,536 d'acide anhydre). Sa santé, dans l'un et l'autre cas, n'en parut nullement altérée. Le même expérimentateur a également essayé sur des chats l'effet du phosphite de soude. Le professeur Buchheim, de l'université de Dorpat, sous la direction et l'inspiration de qui les élèves de cette université ont depuis 1848 entrepris et publié une série de recherches originales des plus remarquables sur différentes substances de la matière médicale, a essayé sur lui-même l'effet du phosphite de soude.

Je regrette de n'avoir pu encore me procurer la thèse du docteur Sawitsch pour connaître les détails de ces expériences. Ce qui précède est emprunté à un travail du docteur Bernhardt Schuchardt de Gœttingue, qui a paru en 1855 dans *Henle* et *Pfeufers Zeitschrift für Rationnelle Medicin* (*VII Band 3 heft.* p. 235) sous le titre d'*Empoisonnement aigu par le phosphore*.

Le docteur Schuchardt a lui-même fait, avec l'acide phosphoreux à la dose de 50 et de 60 centig., des expériences sur des lapins qui lui ont donné les mêmes résultats qu'à MM. Sawitsch et Buchheim.

Tels sont les faits que j'ai pu trouver au sujet de l'action toxicologique de l'acide phosphoreux : la seule observation relative à son emploi thérapeutique dont j'aie connaissance, est toute récente et se trouve relatée dans le journal anglais *The Lancet* du 18 juillet 1857 (trois jours avant la présentation de mon mémoire à l'Académie). Cette observation, due au docteur Rowbotham, de Londres, se rapporte au traitement d'un cas d'asthme par l'usage de cette substance à la dose de un gros (4 grammes) par jour ; mais l'auteur n'ayant pas indiqué quel était le degré de concentration de l'acide, on ne sait quelle est la proportion réelle d'acide anhydre prise par le malade.

Quant à l'acide hypophosphorique, on trouvera aux pages 288 et 289, tome V, du *Dictionnaire de matière médicale* de Mérat et Delens, l'idée que c'est à cette combinaison qu'on doit, selon eux, attribuer l'action sur l'économie des différentes préparations de phosphore. C'est la même explication à laquelle je suis moi-même arrivé par une autre voie (voy. p. 5 et 6). Dans la *Pharmacopœa universalis* de Geiger et Mohr, p. 24, tome II, on trouve indiquée la manière de préparer cet acide, qui, disent-ils, est utile dans les fièvres malignes.

Les faits relatifs à l'acide hypophosphoreux et à ses sels sont moins nombreux encore. Ils se réduisent à quatre expériences faites par M. Sawitsch, et qui se trouvent également consignées dans sa thèse. Les deux premières furent faites sur un chat auquel il administra la première fois un gramme d'acide (équivalant à 125 milligr. d'acide anhydre), et la seconde fois le double de cette dose. L'animal n'en éprouva d'autre effet que quelques vomissements probablement dus à l'emploi de la sonde œsophagienne. Sawitsch prit lui-même, le 7 mai 1854, une solution renfermant 405 milligr. d'acide anhydre et deux jours après, une autre qui en contenait 611 milligr. Sa santé n'en ressentit aucun effet. Le docteur Buchheim a aussi essayé, à ce qu'il paraît, sur lui-même, l'hypophosphite de soude, mais j'ignore les détails de cette expérimentation.

Il paraît cependant, d'après un passage de son ouvrage (*Lehrbuch der Arzneimittellehre*, p. 320, Leipzig, 1854), qu'il en a conclu l'identité, sous le rapport de l'action physiologique, entre les acides hypophosphoreux, phosphoreux et phosphorique. Voici comment il s'exprime : « Il est évident que « ce n'est pas en se désoxydant que l'acide phos- « phorique agit sur l'économie, car il ne produit « pas les mêmes modifications fonctionnelles que « le phosphore. On a cru le plus souvent que le « phosphore se transformait en une de ses combi- « naisons sous - oxygénées, soit, par exemple, en « acide hypophosphoreux ou phosphoreux, et que « c'était sous cette forme qu'il exerçait son action.

« Wœhler et Frerichs surtout, s'appuyant tant sur « leurs propres expériences que sur celles de Wei- « gel et Krug, avaient cru pouvoir conclure que « l'acide phosphoreux avait un effet toxique ana- « logue à celui de l'acide arsénieux. Cependant les « recherches entreprises par Sawitsch montrent « que tant l'acide phosphoreux que l'acide hypo- « phosphoreux, à l'état de pureté, a sur l'économie « une action tout à fait analogue à celle de l'acide « phosphorique, et qu'ils ne deviennent nuisibles « que dans les mêmes circonstances que celui-ci. « De même aussi leurs sels de soude, pris même à

« assez forte dose, ne produisent aucun trouble bien
« notable des fonctions. On peut conclure de là
« qu'il est très-probable que l'influence du phos-
« phoré sur l'économie est due à son action comme
« corps simple, et non à sa transformation en un
« de ses composés oxydés. »

Il serait prématuré de se décider d'une manière
positive sur la question de savoir sous quelle forme
particulière le phosphore agit sur l'économie; mais
le docteur Buchheim me paraît s'être trompé en
concluant que les sous-acides du phosphore avaient
sur l'économie la même action que l'acide phosphorique, parce que, comme lui, ils ne sont pas toxi-
ques aux doses employées par M. Sawitsch. Si, au
lieu de se borner à une ou deux expériences, cet expérimentateur eût employé comparativement ces
différents composés d'une manière suivie, il serait
arrivé, je le crois, à un résultat tout contraire, et en
aurait tiré la conclusion que les hypophosphites
étaient des agents spéciaux destinés à combler une
des grandes lacunes en thérapeutique.

Enfin, pour terminer cet aperçu historique, voici
l'unique fait thérapeutique, ou plutôt pharmacologique, que j'aie trouvé sur l'acide hypophosphoreux
et ses sels. Je le donne pour ce qu'il peut valoir.

A la page 290 t. II de la *Pharmacopée Universelle* de Jourdan, 2ᵉ édition, on trouve la formule
suivante:

*Hypophosphite de potasse.*
Teinture de sel de tartre à volonté.
Phosphore granulé S. Q.
Pour saturer à froid : décantez et conservez.

Jourdan place cette préparation parmi celles de potasse. Il n'en donne ni les doses, ni les propriétés, ni les usages; et il indique comme la source de cette formule la *Pharmacopée usuelle* de Van Mons, publiée à Louvain en 1821 et 1822. Effectivement, elle se trouve à la page 562 t. 1 de cet ouvrage, sous le titre de *Hydrophosphure de potasse liquide*, et à la page 437 du t. II, sous celui de *Teinture phosphorée de sel de tartre.* Ni les propriétés ni les doses, ni l'origine de la formule ne se trouvent indiquées par Van Mons. Il est possible qu'elle n'ait même jamais été employée, et que ce soit là une des nombreuses préparations nouvelles répandues dans son ouvrage et conçues plutôt d'un point de vue chimique ou pharmacologique, que d'après des données thérapeutiques. Ce qui me fait adopter cette opinion, c'est que, outre l'hypophosphite de potasse, cette préparation doit renfermer, d'après la forte odeur phosphorée qu'elle répand, du phosphore libre, peut-être même quelqu'une de ses combinaisons hydrogénées. Il me semble donc probable que son emploi offrirait les mêmes dangers que celui des autres préparations pharmaceutiques du phosphore. J'ai pensé à en faire l'essai sur les animaux, mais jusqu'ici le temps et les facilités nécessaires m'ont manqué.

On voit, par ce qui précède, que si la médecine, si la thérapeutique surtout devait, comme tant de personnes le prétendent aujourd'hui, ne se composer que de faits, si la constatation et l'enregistrement des phénomènes devaient être l'unique but du médecin, si, à eux seuls, ils pouvaient conduire à des vérités nouvelles, il y avait amplement et au delà tous les éléments nécessaires pour arriver, depuis longtemps, au résultat que je crois avoir atteint. Si ce résultat a manqué jusqu'à ce jour, ce n'est ni faute de talent ni de bonne volonté de la part des travailleurs, mais uniquement, je le crois, parce que la méthode dont ils se servent est incomplète et erronée.

Il y aurait de la part d'un élève de la Faculté de Paris, non-seulement de l'ignorance, mais, ce qui est pire encore, de l'ingratitude, à méconnaître les progrès que l'école anatomique a fait faire à l'art de guérir. Fondée par Bichat, elle a imprimé à la chirurgie un élan qui l'anime encore. En médecine, elle a produit Laennec, qui, à lui seul, suffit pour immortaliser une époque, et ces savants maîtres, heureusement pour la plupart encore nos contemporains, qui, par leurs travaux d'anatomie pathologique et de séméiologie, ont donné enfin au diagnostic une base inébranlable.

Mais, à force de s'identifier avec son œuvre, elle a fini par ne rien voir au delà. Pour elle, l'étude des maladies n'est pas l'examen des conditions anormales qui modifient la matière vivante et qui, lorsqu'elles ne dépassent pas certaines limites, ne font que la ployer sous les lois d'une existence nouvelle, mais uniquement la constatation des effets ultimes qui en résultent, effets audelà desquels cette école ne cherche presque jamais à remonter. Pour elle, la médecine n'est pas l'art de prévenir, de soulager et de guérir, mais celui de déterminer et de prévoir, pendant la vie, les lésions qui se trouveront sur le cadavre après la mort. Pour elle, en un mot, l'étude des désordres organiques, qui ne doit jamais être qu'un moyen, a fini par tout absorber et par devenir le but. Il est résulté de là que le procédé spécialement approprié à ce genre de recherches, celui d'observation ou de *vérification*, procédé essentiellement secondaire et stérile par lui-même, a été le seul employé, le seul préconisé, tandis que le procédé d'*invention* ou d'induction, le seul réellement fécond, le seul qui puisse faire faire des progrès, a été négligé ou même formellement proscrit. Appliquant à la machine vivante, agissante et souffrante le moyen qui lui a servi pour étudier la machine morte, elle a abouti en pathologie à la localisation des maladies et à la médecine descriptive; en thérapeutique, elle a conduit au scepticisme et au néant. Ce qui le prouve surabondamment, du reste, c'est que les seules conquêtes réelles faites pendant son règne, la vaccine, l'emploi de l'iode et l'anesthésie, se sont faites en dehors d'elle, et sont si loin de se rattacher à ses travaux qu'elle ne sait ni les expliquer, ni les comprendre.

C'est précisément parce qu'on a voulu transporter en thérapeutique le procédé employé en anatomie, et s'en tenir à l'observation seule, ou, comme on a plaisamment dit, à l'observation pure ou pratique (sans doute parce qu'elle ne mène à rien), que l'art de guérir se trouve aujourd'hui dans l'état de confusion et d'infériorité qui le caractérise entre toutes les sciences. C'est en effet une erreur capitale que de transporter de toutes pièces, dans un ordre de connaissances, le procédé technique qui sert dans un ordre voisin, car si les méthodes qu'on emploie dans les différentes sciences sont identiques quant au fond, elles se modifient dans chacune, suivant le but auquel on veut atteindre.

Il y a entre les procédés de l'anatomie pathologique et ceux de la thérapeutique à peu près les mêmes différences qu'entre celui de la minéralogie et celui de la chimie. L'une de ces sciences n'emploie que l'observation et la description ; l'autre ne peut procéder que par expérimentation et par induction, car qui dit l'une dit l'autre.

Ce n'est donc pas en attendant humble et muette

que la pathologie et la chimie aient dit leur dernier mot, que la thérapeutique peut remplir la tâche qui lui est dévolue; ces deux sciences ne lui fourniront jamais que des matériaux, des germes qu'elle devra elle-même mettre en œuvre et féconder. Déjà de tous côtés il y a des signes annonçant que quelques rares esprits ont compris cette vérité, quelques-uns même, en plus petit nombre encore, ne l'ont jamais méconnue; espérons qu'après avoir eu une école anatomique avec une médecine expectante, le jour viendra où l'on pourra élever, non pas sur ses ruines, mais sur ses fondements, une école thérapeutique et une médecine guérissante.

# CONCLUSIONS.

Le caractère de tout principe scientifique vrai,
c'est de se trouver d'accord avec les faits déjà
connus, d'en faire découvrir la raison et les rapports, et enfin de conduire à une conclusion d'où
l'on aperçoit des points de vue souvent nouveaux et
imprévus. Je donne ici quelques-unes des conséquences qui devront, ce me semble, ressortir de mon
travail et dont je me proposais de rechercher la
vérification. Les circonstances que j'ai déjà indiquées m'en ayant empêché, je me contente de les
signaler ici, espérant être plus tard en état de les
contrôler par l'observation et l'expérimentation surtout sous le point de vue chimique.

De ces déductions quelques-unes sont, je le crois,
nouvelles, la plupart viennent confirmer des faits
déjà indiqués par d'autres observateurs.

*En physiologie*, il demeurera établi que les éléments inorganiques des fluides en constituent une
partie essentielle, dont la nature et les proportions

influent d'une manière importante sur la constitution et la fonction des matières organiques. On peut dire qu'ils jouent, par rapport aux fluides, un rôle analogue à celui du système osseux par rapport aux solides ; qu'ils sont, en quelque sorte, le squelette des humeurs.

Il faudra admettre que le phosphore se trouve dans l'économie à l'état combustible. Il est probable que c'est à cet état qu'il existe dans les globules sanguins, et que son oxydation constitue un des phénomènes essentiels de l'hématose. Il existe également dans la matière nerveuse, et certains faits sembleraient indiquer que tout acte d'innervation a pour condition ou pour conséquence son oxydation. Il y aurait à examiner si cet élément est introduit directement dans l'économie ou s'il ne serait pas le résultat d'une action de réduction. Dans ce dernier cas, il faudrait rechercher quel est le siége et quelles sont les conditions de cette action.

*En pathologie*, il sera démontré que beaucoup de maladies, et surtout les diathèses, ont pour condition essentielle une modification des fluides antérieure à la lésion anatomique qui leur est spéciale ; que les lésions physiques, une fois établies, ont une évolution qui leur est propre, et que, par conséquent, toute diathèse offre un double problème, celui qui embrasse les phénomènes, les signes et la mar-

che de la dyscrasie, et celui qui se rapporte aux phénomènes, aux signes et à la marche des lésions qui
en résultent.

Dans les maladies à type chronique il est probable que l'altération primitive consiste surtout dans
une modification des proportions des éléments inorganiques des humeurs.

L'étiologie de la tuberculose pourra se résumer
par un seul mot : *épuisement* chronique ou répété, ce
qui embrasse toutes les conditions indiquées comme
le point de départ de cette maladie.

La prédisposition héréditaire, qui est un des caractères marquants de cette affection, se trouve ainsi
expliquée. Elle dépendrait de cette impressionnabilité spéciale qu'on remarque chez les phthisiques,
lesquels seraient, si je puis me servir de cette expression, des machines usant beaucoup de combustible phosphoré.

S'il venait à être démontré que non-seulement
le phosphore s'oxyde, mais aussi qu'il se désoxyde
dans l'économie, il y aurait à rechercher le rôle que
joue dans la production de la maladie la perturbation
de l'acte de réduction. On pourrait aller même jusqu'à risquer, à titre de simple conjecture, l'idée que
les variétés de la maladie pourraient s'expliquer de
la sorte.

En *thérapeutique*, on devra conclure que le problème qu'il importe le plus de résoudre, dans l'état

actuel de la science, c'est de déterminer rigoureuse-
ment l'influence que peut exercer sur les différents
états morbides, soit l'augmentation, soit la diminution de chacun des principes immédiats de l'économie, et surtout le changement des proportions des
éléments inorganiques du sang.

L'analyse chimique fournira sur ce point des données importantes ou même des conclusions directes;
mais, à leur défaut, il sera souvent possible d'arriver à une solution du problème par la voie seule
de l'expérimentation thérapeutique, en prenant pour
point de départ des faits déjà connus.

L'action physiologique et thérapeutique de la plupart des agents médicinaux pourra, lorsqu'elle n'est
ni mécanique, ni chimique, s'expliquer, de la sorte,
par une espèce de rôle de substitution, analogue à la
loi des substitutions en chimie, chacun des éléments
de l'économie pouvant être remplacé par une substance homologue. De même qu'il y a des homologues chimiques, il y aurait donc aussi des homologues thérapeutiques. C'est dans cet ordre d'idées
qu'il faudra peut-être chercher l'explication de l'influence incontestable sur la phthisie de l'arsenic et
de l'antimoine, les homologues chimiques du phosphore, et celle des effets thérapeutiques de l'iode et
du brome, les homologues chimiques du chlore et
du fluor.

A l'avenir le traitement rationnel d'une diathèse

supposera la connaissance de la condition morbide
qui en est le point de départ, et celle du moyen propre à la faire cesser, et il sera bien compris que le
traitement spécifique ne pourra influer que d'une
manière indirecte sur les lésions physiques déjà établies, leur évolution ultérieure étant soumise à des
conditions différentes de celle qui leur a donné naissance.

FIN.

# TABLE DES MATIÈRES.




CORBEIL, typ. et stér. de CRÉTÉ.

* 9 7 8 2 0 1 9 6 6 1 9 1 5 *